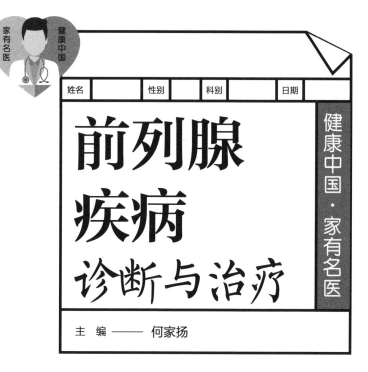

姓名　　　性别　　科别　　　日期

前列腺疾病
诊断与治疗

健康中国·家有名医

主　编——何家扬

U0198326

上海科学技术文献出版社
Shanghai Scientific and Technological Literature Press

图书在版编目（CIP）数据

前列腺疾病诊断与治疗 / 何家扬主编 . —上海：上海科学技术文献出版社，2020（2022.9重印）

（健康中国·家有名医丛书）

ISBN 978-7-5439-8091-4

Ⅰ.①前…　Ⅱ.①何…　Ⅲ.①前列腺疾病—诊疗—普及读物　Ⅳ.①R697-49

中国版本图书馆 CIP 数据核字 (2020) 第 054025 号

策划编辑：张　树
责任编辑：苏密娅
封面设计：樱　桃

前列腺疾病诊断与治疗

QIANLIEXIAN JIBING ZHENDUAN YU ZHILIAO

主编　何家扬

出版发行：上海科学技术文献出版社
地　　址：上海市长乐路 746 号
邮政编码：200040
经　　销：全国新华书店
印　　刷：常熟市人民印刷有限公司
开　　本：650×900　1/16
印　　张：14.75
字　　数：152 000
版　　次：2020 年 7 月第 1 版　2022 年 9 月第 2 次印刷
书　　号：ISBN 978-7-5439-8091-4
定　　价：35.00 元
http://www.sstlp.com

"健康中国·家有名医"丛书总主编简介

王 韬

同济大学附属东方医院主任医师、教授、博士生导师，兼任上海交通大学媒体与传播学院健康与医学传播研究中心主任。创立了"达医晓护"医学传播智库和"智慧医典"健康教育大数据平台；提出了"医学传播学"的学科构想并成立"中国医学传播学教学联盟"。任中国科普作家协会医学科普创作专委会主任委员、应急安全与减灾科普专委会常务副主任委员、中华预防医学会灾难预防医学分会秘书长。全国创新争先奖、国家科技进步奖二等奖、上海市科技进步奖一等奖、中国科协"十大科学传播人物"获得者。"新冠"疫情期间担任赴武汉国家紧急医学救援队（上海）副领队。

李校堃

微生物与生物技术药学专家，中国工程院院士，教授、博士生导师，温州医科大学党委副书记、校长、药学学科带头人，基因工程药物国家工程研究中心首席专家。于 1992 年毕业于白求恩医科大学，1996 年获中山医科大学医学博士学位。 2005 年入选教育部新世纪优秀人才，2008 年受聘为教育部"长江学者奖励计划"特聘教授， 2014 年入选"万人计划"第一批教学名师。长期致力于以成纤维细胞生长因子为代表的基因工程蛋白药物的基础研究、工程技术和新药研发、临床应用及转化医学研究，在国际上首次将成纤维细胞生长因子开发为临床药物。先后获得国家技术发明奖二等奖、国家科技进步奖二等奖等，发表论文 200 余篇。

"健康中国·家有名医"丛书编委会

丛书总主编：

王　韬　　中国科普作家协会医学科普创作专委会主任委员
　　　　　主任医师、教授
李校堃　　温州医科大学校长、中国工程院院士

丛书副总主编：

方秉华　　上海申康医院发展中心党委副书记、主任医师、教授
唐　芹　　中华医学会科学技术普及部、研究员

丛书编委：

马　骏　　上海市同仁医院院长、主任医师
卢　炜　　浙江传媒学院电视艺术学院常务副院长、副书记
冯　辉　　上海中医药大学附属光华医院副院长、主任医师
孙　烽　　中国科普作家协会医学科普创作专委会秘书长、副教授
李本乾　　上海交通大学媒体与传播学院院长、教育部"长江学者"
　　　　　特聘教授
李江英　　上海市红十字会副会长
李　红　　福建省立医院党委副书记、主任护师、二级教授
李春波　　上海交通大学医学院附属精神卫生中心副院长
　　　　　上海交通大学心理与行为科学研究院副院长、主任医师
李映兰　　中南大学湘雅护理学院副院长、主任护师
杨海健　　黄浦区卫健委副主任、副主任医师
吴晓东　　上海市卫生人才交流服务中心主任
汪　妍　　上海电力医院副院长、主任医师

本书编委会

总　　序

健康是人生最宝贵的财富,然而疾病却是绕不开的话题。2020 年中国人民共同经历了一场战"疫",本应美如画卷的春天,被一场突如其来的疫情打破。这让更多人认识到健康的重要性,也激发了全社会健康意识的觉醒。

现代社会快节奏和高强度的生活方式,使我们常常处于亚健康状态。美食诱惑、运动不足、嗜好烟酒,往往导致肥胖,诱发高血压、高血脂、高血糖、高尿酸乃至冠心病、脑卒中,甚至损伤肺功能,造成肾功能衰退,而久病卧床又会造成肺炎、压疮、下肢血管栓塞等衍生疾病……凡此种种,严重影响人们的健康生活。

"经济要发展,健康要上去"是每个老百姓的追求,健康是人们最具普遍意义的美好生活需要。鉴于此,上海科学技术文献出版社策划出版了"健康中国·家有名医"丛书。丛书作者多为上海各三甲医院临床一线专科医生,遴选临床常见病、多发病,为广大读者提供一套随时可以查阅的医学科普读物。

如今,在国内抗"疫"获得阶段性胜利的情况下,全国各地逐渐复工复产,医务人员和出版人也在用自己的实际行动响应政府号召。上海科学技术文献出版社精心打造的这套丛书,为全社会健康保驾护航,让大众在疫情后期更加关注基础疾病的治疗,提高机体免疫力,在这场战"疫"取得全面胜利的道路上多占

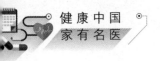
得一些先机，也希望人们可以早日恢复健康生活。

本丛书秉承上海科学技术文献出版社曾经出版的"挂号费"丛书理念，作为医学科普读物，为广大读者详细介绍了各类常见疾病发病情况，疾病的预防、治疗，生活中的饮食、调养，疾病之间的关系，治疗的误区，患者的日常注意事项等。其内容新颖、系统、实用，适合患者、患者家属及广大群众阅读，对医生临床实践也具有一定的参考价值。本丛书版式活泼大气、文字舒展，采用一问一答的形式，逻辑严密、条理清晰，方便阅读，也便于读者理解；行文深入浅出，对晦涩难懂的术语采用通俗表达，降低阅读门槛，方便读者获取有效信息，是可以反复阅读、随时查询的家庭读物，宛若一位指掌可取的"家庭医生"。

本丛书的创作团队，既是抗"疫"的战士，也是健康生活的大使。作为国家紧急医学救援队的一员，从武汉方舱医院返回上海的第一时间能够看到丛书及时出版，我甚是欣慰。衷心盼望丛书可以让大众更了解疾病、更重视健康、更懂得未病先防，为健康中国事业添砖加瓦。

王 韬

中国科普作家协会医学科普创作专委会主任委员

赴武汉国家紧急医学救援队(上海)副领队

2020 年 4 月 3 日于上海

前　言

　　前列腺疾病是泌尿外科的常见病，在泌尿外科临床工作中占有重要的地位。它主要包括三种疾病：前列腺炎、良性前列腺增生和前列腺癌。随着改革开放的不断深入、人民群众生活水平的不断提高、平均寿命的延长，患前列腺疾病的人日渐增多。年轻人中的前列腺炎患者及老年人中的良性前列腺增生和前列腺癌的患者不断增加。人们对了解前列腺有关疾病防治知识的要求也日渐增高。尽管有关方面做了大量的工作，但医疗市场上仍然存在一些不正常现象，某些媒体及网络上的不实广告、所谓的养生之道，使一些患者（尤其是前列腺炎患者）无所适从，蒙受了难言的伤害。因此，我们深感有责任弘扬正能量，把这方面的知识告诉大家。

　　作者于1999年出版了《前列腺疾病防治》。后来几经修订，曾更名为《前列腺疾病防治必读》《专家解答前列腺疾病》《前列腺疾病咨询》。20余年来，通过这本书我们与广大读者建立了密切的联系，其中包括海外华人。全国各地的患者通过书信、电子邮件、微信及电话与我们联系，咨询有关前列腺疾病的问题；有的患者还与我们互动，探讨书中的有关内容。我们为自己能在普及前列腺疾病的防治知识方面做一些工作而感到欣慰。

　　近年来，医学科学在不断地发展。在前列腺疾病的防治方

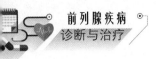
面,尤其在良性前列腺增生和前列腺癌的诊断和治疗方面,又取得了很多新的进展。为了把科学发展的最新成果及时告诉广大读者,我们又对本书的内容做了许多更新,把这本书以新的面貌奉献给我们的读者。

近年来,由于众所周知的原因,医患关系变得相当紧张,日益成为一个严重的社会问题。要缓解医患之间的紧张关系,主要应该从体制方面着手。当然,医生应该尽力做好本职工作,为患者提供最佳的服务。此外,患者应该积极配合治疗。于是,医患之间的沟通显得格外重要。我们希望这本书的出版既能使广大医务工作者了解在前列腺疾病诊治方面的最新进展,提高前列腺疾病的诊治水平;又能使广大患者更好地了解有关前列腺疾病方面的知识,积极配合医生的诊断和治疗,尽快得到康复。愿这本书能为沟通医患关系、促进医患之间的合作和理解发挥积极的作用。

复旦大学附属上海市第五人民医院泌尿外科

(上海市医学重点专科)

何家扬

目　录

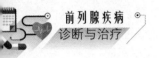

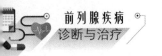

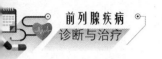

前列腺疾病的概况

前列腺是怎样的器官

前列腺是男性的一个重要器官。在男性的一生中,前列腺的大小变化很大。儿童时期的前列腺体积很小。到了青春期,前列腺开始增大,形状就像一个栗子。一般说来,成年男性前列腺底部的宽度约为3.5厘米,前后径及上下径约为2.5厘米,重量约为20克。到了老年期,如果没有特殊情况,前列腺的体积会有所缩小,但也有相当一部分老年人前列腺的体积会随年龄而增大,并引起排尿的梗阻。

前列腺的部位在哪里

前列腺位于盆腔内,在耻骨联合下缘耻骨弓之后、直肠之前,由狄氏筋膜将前列腺与直肠隔开。前列腺呈圆锥体状,上与膀胱颈相接,下至尿生殖膈。前列腺围绕前列腺部尿道,其1/3在尿道之前,2/3在尿道之后,可分为前面、后面及下侧面。直肠指检时可触及前列腺两侧叶,略微隆起,习惯上称为左侧叶和右侧叶。两侧叶之间有一凹陷,称为中间沟。

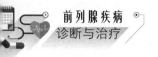
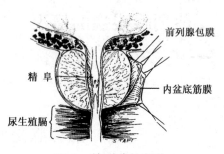

图 1　前列腺的部位

前列腺的结构是怎么样的

多年来,解剖学上把前列腺分为五个叶,即前、中、后及两个侧叶。但肉眼所见各叶之间并无明显界限。近年来研究发现,前列腺组织由两部分组成,即腺体和纤维肌肉基质。前部的纤维肌肉基质约占全部体积的 1/3,完全不是腺体,主要由平滑肌纤维组成。腺体部分分为中央带及周边带两个区。在射精管与尿道内口至精阜之间的组织呈圆锥状,称为中央带;在中央带的周围为周边带。中央带好发前列腺增生,周边带则好发前列腺癌。

前列腺属于人体的外分泌腺。它是由多个腺泡和导管组成,它有 16～32 个腺管,分别开口于后尿道内。它可分泌一定量的外分泌液,即前列腺液。同时,它又是男性最大的附属性腺,对生殖功能具有特殊的作用。前列腺中腺体组织占 70%,由高柱状上皮组成;肌肉纤维组织占 30%,成为前列腺的支架。前列腺的表面有一层致密而坚韧的纤维组织和平滑肌包膜,称前列腺固有包膜，它与膀胱颈肌肉相续。固有包膜与前列腺外科包膜不同，外科包膜是指当尿道旁的前列腺腺体增生时，将其他前列腺组织挤至周围而形成的一薄层纤维腺样结构。

前列腺有什么功能

　　前列腺是男性体内最大的一个附属性腺，它的内部有许多腺体。前列腺的一个重要功能是分泌前列腺液。腺体产生的前列腺液通过开口于尿道的前列腺导管排泄到尿道。前列腺液是男性精液的重要组成成分，约占精液的1/3。在男性的生育中起着重要的作用。其次，前列腺具有内分泌的功能，能分泌前列腺素等激素。第三，它有控制排尿的功能。其环状的平滑肌纤维围绕前列腺尿道，参与构成尿道内括约肌，控制排尿动作。第四，在射精时前列腺和精囊腺的肌肉收缩，可将输精管和精囊腺中的内容物经射精管压入后尿道，进而排出体外。

前列腺疾病的主要症状有哪些

　　发生在前列腺的疾病主要有三大类，即：前列腺炎、前列腺增生症和前列腺癌。尽管疾病不同，但它们的临床表现却有许多相似之处。如出现下列这些症状后，我们就应该想到自己的前列腺可能出问题了，应该及时到医院就诊。

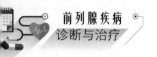
前列腺疾病的主要症状有：

1. 会阴部不适　这是前列腺疾病患者最常见的症状。会阴部可有不适,还可有沉重、坠胀的感觉。有的患者可有疼痛的症状,一般为刺痛或钝痛。疼痛可放射到腰背部、阴茎部、耻骨上区以及大腿内侧。前列腺有炎症时,由于刺激了盆腔内的神经,在大便时疼痛会加剧或引起直肠内疼痛。

2. 尿路刺激症状　这是前列腺炎症合并膀胱三角区的炎症或膀胱炎时的症状。表现为尿道灼热刺痛感,并有尿频、尿急,排尿终末时由于膀胱颈部剧烈收缩,也可引起疼痛。

3. 尿道滴白　多见于前列腺的炎性疾病。尿道口有少量白色分泌物溢出。有时在早晨发现尿道口被白色分泌物粘住;有时在排尿前后或大便用力时,尿道口有白色分泌物滴出。

4. 排尿无力　这是由于前列腺增生造成尿道长期梗阻后,膀胱逼尿肌失去代偿能力而引起的。排尿时,不能立刻将尿液排出,而需要等待一段时间,逐渐用力后才能把尿液排出。还可以表现为排尿时间延长、射程变短、尿线变细、尿线分叉等。

5. 排尿滴沥不净　这是由于膀胱颈部及前列腺尿道受压导致排尿阻力增加所造成的。在排尿的过程中或排尿的终末,尿液不能连续成线而呈点滴状。有时即使用力憋气、增加腹压,也不能使尿流成线。

6. 血精　即性交时射出血性精液。其中的血液可以是红色的新鲜血,也可以是暗红色或深褐色的陈旧血。一般是前列腺炎及精囊炎的特征,也可见于精囊肿瘤。

7. 尿失禁　当括约肌失去控制能力时,尿液会不由自主地随时流出,称为尿失禁。前列腺疾病最常表现为充盈性尿失禁。即由于膀胱内滞留了大量的尿液,当膀胱内压力超过尿道阻力时,尿液被迫外溢而出现的尿失禁。与其他类型尿失禁不同的是,这种患者在尿失禁的同时膀胱内有大量的剩余尿。

8. 尿潴留 由于种种原因而使膀胱内尿液不能排出即称为尿潴留。尿潴留分急性和慢性两种。前列腺疾病引起排尿困难时,可有不同程度的尿潴留,称为慢性尿潴留。这时患者尚能解出尿液,但在解完小便后膀胱内仍可有不等量的剩余尿。一旦患者因为某种原因而完全不能排出尿液,膀胱极度扩张时即为急性尿潴留。如果尿潴留得不到及时处理,会影响肾功能,甚至造成尿毒症。

9. 性功能障碍 前列腺疾病时常常有性功能障碍。表现为:性功能减退、勃起功能障碍、早泄、遗精、不射精等。

前列腺疾病的诊断方法主要有哪些

前列腺疾病的诊断方法很多。主要有:

1. 体格检查 其中最主要的是经直肠指检。检查前嘱患者排尽尿液,取膝胸位,年老体弱或重病患者宜取站立位、仰卧位或侧卧位检查。主要检查前列腺的大小、硬度、活动度,表面是否光滑,有无结节或压痛。正常前列腺约如栗子大小、平坦、边缘清楚、质韧、无结节或压痛,用手推移略活动,两侧叶对称,中央沟稍凹陷。前列腺增大时体积增大膨隆,表面光滑,中等硬

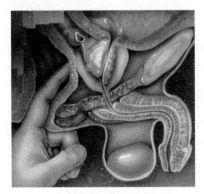

图2　经直肠指检

度,中央沟变浅或消失。临床常将前列腺大小分度及估计重量:Ⅰ度,腺体达正常的2倍,中央沟变浅,估重为20～25 g;Ⅱ度,腺体为正常的2～3倍,中央沟可能消失,估重为25～50 g;Ⅲ度,腺体为正常的3～4倍,指检不能触及前列腺顶部,中央沟消失,估重为50～70 g;Ⅳ度,腺体超过正常4倍,指检腺体明显突向直肠腔,估重为75 g以上。前列腺小管阻塞发生结石时,可触到结石的捻发感。前列腺结核时,腺体质地较硬,表面不规则,并有结核浸润的小硬结。前列腺癌在经直肠指检时可发现前列腺质地变硬、两侧不对称、可触及结节等改变。前列腺癌发展到中晚期时可触到硬结,大小不一,质地坚硬,与周围固定,边界不清,此时应与前列腺纤维变、肉芽肿性前列腺炎、前列腺结核、前列腺增生相鉴别,必要时需行前列腺穿刺活检。精囊位于膀胱底部下方并自下而上分叉。正常精囊一般不易触及,有急性炎症时,则两侧精囊肿大,有压痛。精囊结核常与前列腺结核同时发生,精囊可有结核浸润或结节。前列腺癌累及精囊时,精囊可触到不规则的硬结。因前列腺炎常累及精囊,故行前列腺按摩治疗时亦应挤压精囊。精囊的原发肿瘤罕见。

2.前列腺液检查　通过检查前列腺液中白细胞的多少、卵磷脂小体的量、前列腺液的细菌培养等,不仅可以确定有无前列腺的炎症,还可以确定引起前列腺炎的致病菌,并选择对致病菌敏感的抗生素进行治疗。

3. B超检查 是检查前列腺疾病的很重要的手段。它可以了解前列腺的大小、前列腺内部有无异常的结节、所患疾病的性质(如:炎症、增生、结石、囊肿等)、前列腺与膀胱的关系、剩余尿的多少等。尤其是使用经直肠B超检查可以更准确地了解前列腺的情况。

4. X线检查 主要包括腹部平片和排泄性尿路造影。前者是要判断前列腺疾病是否同时合并有尿路结石、前列腺区有无钙化的阴影;而后者则是要了解在前列腺疾病时肾功能的情况、前列腺与膀胱的关系、膀胱壁的情况等。

5. CT检查 能比B超更准确地反映前列腺的情况(如:大小、疾病性质)及与周围器官的关系(特别在前列腺癌的时候)。

6. 磁共振成像(MRI) 磁共振成像术除可以在图像上显示前列腺的大小外,还可显示膀胱扩张、膀胱壁增厚、输尿管扩张等病理改变。MRI可发现局限于前列腺内部的癌肿,其主要的作用在于对已确诊的前列腺癌进行分期。

7. 血清前列腺特异抗原(PSA)测定 能有助于早期发现前列腺癌,特别是配合游离前列腺特异抗原(fPSA)测定并计算两者的比例,可进一步提高对前列腺癌诊断的准确性。

8. 尿动力学检查 能了解膀胱逼尿肌的代偿情况、尿流率的大小等各项指标,是前列腺增生症患者手术治疗前的一项非常重要的检查,对指导治疗及术后随访有十分重要的意义。

9. 前列腺穿刺活检 就是通过经会阴或经直肠途径用特殊

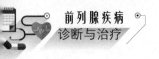

的穿刺针来获取前列腺组织,进行病理学检查,以了解前列腺病变的病理学性质。

10. 尿道膀胱镜检查　可以了解前列腺增生的情况(如究竟是一侧叶增生、两侧叶增生还是中叶增生等)以及同时存在的膀胱的病变(如憩室、结石、肿瘤等)。

如何收集前列腺液的标本

前列腺液检查在前列腺疾病(特别在前列腺炎)的诊断中具有重要的意义。

在取前列腺液的时候,患者一般取膝胸位(即跪在床上)或腰部下弯的直立位。医生用食指经过肛门在直肠前壁按摩前列腺。从左右两侧对称地向中央沟方向用力按摩,再从前列腺底部向尖部按摩。这时就有前列腺液从尿道口流出,将前列腺液滴在玻片上,随即送化验室检查。如前列腺液不能自行流出,则可在会阴部挤压球部尿道,使前列腺液流出。应当注意的是,在急性前列腺炎及前列腺结核时不能作前列腺按摩,以免加重病情或造成结核的播散。检查前夜如有性生活,取出前列腺液有时会有一定的困难。

什么是收集前列腺液标本的四杯法

为了避免膀胱或尿道有炎症时的干扰,可以在收集前列腺液标本时采用四杯法。具体方法是：试验前嘱患者饮适量水，以便有足够的尿液充盈膀胱并产生尿意。首先翻起包皮，洗净并消毒龟头，嘱患者排尿并分别留取初始尿 5～10 毫升(称膀胱初始尿，VB$_1$)及中段尿 5～10 毫升(VB$_2$)，接着按摩前列腺并留取前列腺液(EPS)，最后再排尿并收集 5～10 毫升终末尿液(VB$_3$)。对这四个标本分别进行细菌培养及有关的化验检查。

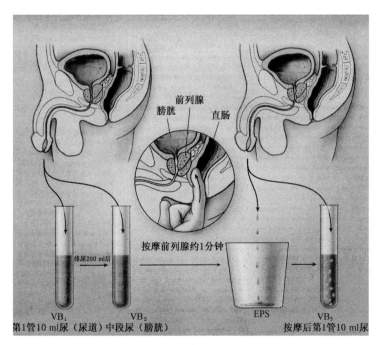

图 3　收集前列腺液的四杯法

四杯法检查可能出现三种结果：①VB$_1$ 中的细菌数量高，其余标本中的均低，提示有急性细菌性尿道炎；②VB$_2$、VB$_3$ 细菌计数高，其余标本正常，提示上尿路感染；③前列腺按摩液及

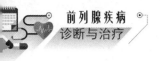
VB$_3$中细菌计数高,其余标本均低,提示细菌性前列腺炎。

前列腺液涂片检查有什么意义

前列腺液的涂片检查是诊断前列腺炎的一个重要手段。

临床上通常是通过前列腺按摩来获取前列腺液的。前列腺液的涂片检查要观察的内容主要有:肉眼观察前列腺液的颜色、是否混有血液;在显微镜下观察白细胞、红细胞、卵磷脂小体、上皮细胞、精子等。正常人的前列腺液中有大量卵磷脂小体而红、白细胞极少。若涂片检查时发现有白细胞增多、卵磷脂小体减少,多可诊断为前列腺炎;若进行革兰染色并发现有革兰阴性双球菌,则应怀疑有淋球菌性前列腺炎;前列腺癌或精囊炎时,前列腺液中可见红细胞,甚至有癌细胞。

前列腺液的涂片检查在泌尿外科临床上有很重要的意义,在诊断慢性前列腺炎时应列为常规检查。

有些患者在前列腺按摩时取不出前列腺液,怎么办

临床上,经常可以遇到有些前列腺炎患者在前列腺按摩后没有前列腺液滴出。这主要有几个原因:前列腺的体积较小、检查前夜有过性生活、医生的手法不对。

通常在前列腺按摩后总会有前列腺液被挤出来的。如无

前列腺液滴出,可以用手从会阴部顺行挤压尿道,将前列腺液捋出来。如果实在取不出前列腺液,也可嘱患者排尿,采集尿道口滴出的头几滴尿液送检。千万不能用暴力来按摩前列腺。这样未必就能取出前列腺液,反而会对前列腺造成不必要的损伤。

超声检查在前列腺疾病诊断中有什么意义

超声检查由于无创伤、操作简便而在临床上被广泛应用。

超声检查前列腺可以有四个途径:即经腹壁、经尿道、经直肠和经会阴。临床上最常使用的是经腹壁和经直肠两个途径。经直肠B超检查由于超声探头贴近前列腺进行检查,使结果更准确。经尿道的超声检查因需要特殊的探头而只能在少数有条件的医院里施行。

超声检查前列腺疾病应当包括以下几个方面:前列腺的大小、形态;前列腺疾病的性质;前列腺尿道的长度;前列腺与膀胱的关系;前列腺疾病时合并的其他病变;测定剩余尿等。

在前列腺疾病的治疗过程中,可以反复多次进行超声检查,以观察治疗的效果。此外,在B超引导下,还可进行穿刺活检、脓肿引流等诊断和治疗措施。

经直肠B超能估计前列腺移行带的体积、可以计算出前列腺增生的组织的量、估计前列腺增生症的严重程度、计划前列腺治疗的方式及观察药物治疗的效果。此外,对 PSA < 10 ng/ml

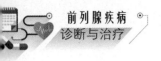
的患者,根据 B 超测得的前列腺体积可以计算出 PSA 密度,以帮助鉴别前列腺的良性病变和前列腺癌。

CT 检查在前列腺疾病诊断中有什么作用

在临床上,CT 检查主要用于前列腺癌的诊断。它可以了解肿瘤的分期、病变的范围、有无转移,以便确定合理的治疗方法。在进行 CT 检查时,可以发现下列改变:

1. 前列腺癌局限在包膜内时,增强扫描可显示强化不明显的低密度区,包膜规整。

2. 前列腺癌突破包膜后,外形明显不规则,相邻的腺体周围脂肪消失,精囊腺和邻近的组织境界模糊或消失,膀胱精囊角消失,也可表现为精囊增大。

3. 肿瘤侵及膀胱时可显示膀胱底部不对称、不规则增厚或软组织肿块、膀胱受压上移。侵犯后尿道时,可显示后尿道锯齿状不规则的狭窄、弯曲或扩张。

4. 前列腺癌累及直肠时首先侵犯直肠前壁。直肠注气或注入造影剂后再作 CT,有助于更好地观察。

5. 淋巴结转移首先发生于盆腔淋巴结。如发现单个淋巴结大于 1 厘米或多个淋巴结融合成团,则可诊断为淋巴结转移。

6. 骨转移。骨转移以骨盆、腰骶椎、股骨和肋骨为多见。多呈成骨性骨转移改变,也可呈混合型或溶骨性骨破坏。

磁共振成像（MRI）在前列腺疾病诊断中有什么作用

　　磁共振成像（MRI）检查在前列腺疾病的诊断中有十分重要的作用。就影像学来说，MRI对前列腺内部结构的显示是迄今为止最准确、最直观和最全面的。明显优于CT和经直肠超声（TRUS）。尤其是MRI三维成像可以对同一器官的不同层面进行扫描。SE序列轴位像主要显示前列腺和精囊的大体轮廓，评估盆腔淋巴结和邻近骨骼病变。T_2轴位像适于识别前列腺包膜和周围静脉丛（PVP）以及前列腺的内部结构。T_2矢状像可以重点观察前列腺与直肠和膀胱的关系以及尿道与前列腺诸区的关系。T_2冠状像则有利于进一步描述疾病对盆底肌、精囊及上尿路的影响。

　　在前列腺癌时，肿瘤越大，分化越差，MRI改变越显著；反之分化越高，MRI显影较差，甚至不显影。MRI对精囊浸润的敏感性和准确性都比较高，远胜于CT。尽管MRI具有优越的立体感和良好的内部结构分辨率，但价格昂贵、检查费时。有人提出以经直肠B超作为前列腺癌的首选筛选检查，MRI则用于中、晚期前列腺癌的分期。

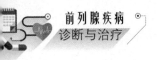
前列腺炎

前列腺炎的发病率是多少

前列腺炎(特别是慢性前列腺炎)是泌尿外科的一种常见疾病。最新的资料显示,有前列腺炎症状的患者要占 2%～9.7%(平均8.2%)。50 岁以下的发生率为 11.5%,50 岁以上则为8.5%。前列腺炎患者日后发生前列腺增生、下尿路症状及前列腺癌的机会增加。

在我国,对于前列腺炎的发病率目前还没有做过专门的统计。实际上,现在要取得一个准确的数据也非易事,特别是受到多种因素的影响、各种"泌尿专科医院"林立、广告宣传满天飞,都造成一个假象,似乎是男人就都要得前列腺炎,前列腺炎是难治之症,弄得人心惶惶。其所造成的后果是极其严重的。

前列腺炎好发于什么年龄

在老百姓的印象中,一提起前列腺疾病,就以为只发生在老年人。其实,那只是对良性前列腺增生和前列腺癌而言。前列腺炎最常见于 50 岁以下的男性。据估计:慢性前列腺炎患者占泌尿外科门诊患者的 1/4～1/3。

尽管如此,除了中青年男性,老年男性中前列腺炎的发病率也可以很高。有些老年人出现排尿异常症状时,常常被认为是由良性前列腺增生所引起的,并按良性前列腺增生治疗。事实上,这些老年人的排尿异常症状往往就是由前列腺炎引起的,而与前列腺增生关系不大。因此,尽管前列腺炎大多数发生在青壮年,但也不能忽视老年人的前列腺炎,并及时给予治疗。

汽车司机为什么容易得慢性前列腺炎

我们在临床上发现汽车司机得慢性前列腺炎的很多,尤其是开长途汽车及出租汽车的司机。这是为什么呢?

这主要是因为这两种汽车司机开车时间长,工作时往往固定在一个姿势,精神又高度集中,不能挪动位置。这就使前列腺受到压迫,造成前列腺局部的充血、肿胀。此外,出车时通常饮水少,经常憋尿也会对尿道造成刺激,使前列腺炎的症状加重。长途汽车的司机生活不规律,工作量大而休息不好。有些司机一天劳累下来,还要喝些酒。这些因素融合在一起,就使得他们容易得前列腺炎,得了以后又得不到很好的治疗,病情会迁移很久,且易复发。

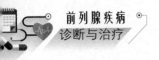
什么是前列腺炎的 NIH 分类方法

由于前列腺炎的临床表现形式繁多,病因复杂且尚未明确,所以给前列腺炎的分类也带来了困难。1995 年,美国国立卫生研究院(NIH)对前列腺炎制定了新的分类标准,将前列腺炎划分为:Ⅰ型前列腺炎(急性细菌性前列腺炎)、Ⅱ型前列腺炎(慢性细菌性前列腺炎)、Ⅲ型前列腺炎(慢性非细菌性前列腺炎/慢性骨盆疼痛综合征,CP/CPPS)和Ⅳ型前列腺炎(无症状的炎症性前列腺炎,AIP)。其中Ⅲ型前列腺炎(CP/CPPS)又进一步区分为ⅢA型(炎症性慢性骨盆疼痛综合征,也称为慢性非细菌性前列腺炎)和ⅢB型(非炎症性慢性骨盆疼痛综合征,也称为前列腺痛)。NIH 的这个分类方法在前列腺的炎症性或疼痛性的炎症分类中是比较有意义的,然而,研究发现 54% 的前列腺炎患者

NIH 前列腺炎的分类方法

类　　型	特　　征
Ⅰ急性细菌性前列腺炎(ABP)	急性前列腺感染
Ⅱ慢性细菌性前列腺炎(CBP)	反复发作的前列腺感染
Ⅲ慢性非细菌性前列腺炎或慢性 　盆底疼痛综合征(CPPS)	没有明显前列腺感染
ⅢA　炎症型的 CPPS	EPS 白细胞阳性
ⅢB　非炎症型 CPPS	EPS 白细胞阴性
Ⅳ无症状炎症性前列腺炎(AIP)	无前列腺炎临床表现,EPS 有炎症证据

注:NIH:美国国立卫生研究院;EPS:前列腺液

可以出现前列腺以外的其他许多区域的疼痛不适,例如阴囊、会阴、腹股沟以及膀胱区域的疼痛不适,该分类方法未能将盆底和下尿路作为一个功能整体进行考虑。

临床上,许多患者很在乎自己究竟属于哪一种类型的前列腺炎,有些患者还会根据化验的结果为自己对号入座。其实,临床上并不是每一个具体病例都能简单地归入某一种类型里。而对患者来说,最实际的问题是如何配合医生,共同把病治好。

前列腺炎的发病机制是什么

慢性前列腺炎是青壮年男性的常见疾病,病因十分复杂。目前认为慢性前列腺炎可能是由于前列腺及其周围组织器官、肌肉和神经的原发性或继发性疾病,甚至在这些疾病已经治愈或彻底根除后,它(们)所造成的损害与病理改变仍然在独立地持续起作用,其病因的中心可能是感染、炎症和异常的盆底神经肌肉活动的共同作用。因此不能片面地强调某一因素的作用,前列腺炎往往是多种因素通过不同的机制共同作用的结果,其中可能有一种或几种起关键作用。

另外,还有一些综合性因素,前列腺的炎症性改变,必然伴随着局部解剖结构和功能的改变,或者慢性前列腺炎本身就是由于局部解剖结构和功能变化的结果。盆底肌肉功能异常以及局部物理损伤、长期充血、尿道狭窄、精阜肥大、前列腺肿瘤、良性前列腺增生、射精管口阻塞、膀胱颈肥大等后尿道的解剖结构

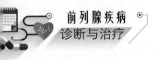
异常,都可以诱发局部的细菌感染、盆底神经肌肉紧张、前列腺内的尿液反流等不利因素,而这些均是造成局部疼痛和炎症反应的重要因素。

前列腺炎有哪些发病原因

前列腺炎的发病原因很复杂。除了全身性的原因(如抵抗力降低等)外,包茎、肛交、不洁性交、急性附睾炎、留置导尿、经尿道手术及未经治疗的尿路感染等都与前列腺炎的发生有一定的关系。此外,饮酒、吸烟、频繁性交、疲劳、压力及睡眠不足等因素与前列腺炎的发生也有一定的关系。

前列腺炎有哪些感染途径

大多数前列腺炎的致病因素尚不清楚,一般认为都是由于致病微生物感染引起的。当人体由于劳累或疾病等因素使机体抵抗力降低时,致病微生物就通过各种途径侵入前列腺腺体内,引起炎症反应。前列腺炎的感染途径一般有以下几方面:

1. **逆行性尿道感染** 当尿道内有炎症(如淋菌性尿道炎)时,细菌会由精阜上的射精管开口沿前列腺导管逆向进入前列腺,引起细菌性前列腺炎。

2. **感染尿液逆流至前列腺管** 当发生膀胱炎等尿路感染

时,由于排尿时产生的压力,带有细菌的尿液可能会向上逆流,并通过前列腺导管进入前列腺,引发前列腺炎。

3. **直肠细菌直接扩散或经淋巴管蔓延侵入前列腺** 众所周知,直肠内有大量致病菌。因前列腺与直肠相邻近,这些细菌有时会直接扩散或经淋巴管蔓延至前列腺而引起感染。

4. **血行感染** 血液中的细菌,在随血液循环流经前列腺时停留下来,引起炎症反应。

怎样检查前列腺炎的致病菌

以往,前列腺炎的细菌学检查主要有四杯定位细菌培养法(具体方法详见第8页)。将留取的标本送实验室进行涂片镜检,同时送细菌室进行培养。如 VB_2 菌落 $> 1\,000$ 个/毫升,提示为膀胱炎症;如 VB_1 及 VB_2 为阴性,而 EPS 或 VB_3 菌落 $> 5\,000$ 个/毫升,提示为慢性前列腺炎;如不能得到 EPS,则可用 VB_3 来代替前列腺液来进行分析,但分析时必须要考虑前列腺液被尿液稀释的影响。

四杯定位细菌培养法是确定前列腺细菌感染的金标准,但由于费用高,过程过于烦琐,标本易受尿道正常菌群的影响,所以不易为患者(尤其是门诊患者)所接受。1998 年 Nickel 提出"两杯法"(PPMT),即仅采集按摩前中段尿和按摩后初尿标本作培养和常规镜检。按摩前中段尿相当于"四杯法"中的 VB_1 和 VB_2,来代表尿道及膀胱感染和炎症的情况,而按摩后初尿相当

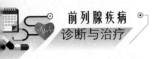

于 EPS 和 VB_3，可以反映前列腺感染和炎症情况。"两杯法"简便易行，并且患者容易接受。

前列腺液的细菌培养则是鉴别细菌性与非细菌性前列腺炎最简单、最准确的方法。通过它可以确诊感染的病原体，再加上药物敏感试验，就可以为药物治疗提供指导。除了对前列腺液作一些非特异性细菌培养以外，必要时还可以进行一些特殊细菌的培养。如对曾有尿道口流脓、考虑有淋菌性尿道炎可能的患者应作前列腺液的淋球菌培养。对前列腺炎症状明显而普通细菌培养阴性的非细菌性前列腺炎患者，可做支原体和衣原体的检查及培养。对妻子患有滴虫性或霉菌性阴道炎的患者，可检查前列腺液中的滴虫和霉菌。

急性前列腺炎的发病与哪些因素有关

急性前列腺炎是男性泌尿生殖系常见的感染性疾病，致病菌以大肠杆菌为主，约占 80%。细菌感染途径为血行感染或直接蔓延。其中经尿道直接蔓延较多见，主要病因有：

（1）淋菌性尿道炎时，细菌经前列腺管进入前列腺体内引起炎症。

（2）前列腺增生和结石使前列腺部尿道变形、弯曲充血，失去对非致病菌的免疫力而发生前列腺炎。

（3）尿道器械操作时带入细菌或上尿路炎症细菌下行，致前列腺感染。

（4）血行感染，常继发于皮肤、扁桃体、龋病（龋齿）、肠道或呼吸道急性感染，细菌通过血液到达前列腺部引起感染。

急性前列腺炎的临床表现怎样

急性前列腺炎发病之前，常先有疲劳、饮酒过度、感冒、性欲过度、会阴损伤及痔内注射药物等诱因。其临床症状主要有：突然发作的寒战、发热、会阴部疼痛，还可伴有尿频、尿急、排尿疼痛、尿道口有脓性分泌物；有的患者会出现排尿困难，甚至急性尿潴留，还可能出现直肠胀满、排便痛；性欲减退、性交痛、性功能障碍等症状。有时前列腺炎会通过输精管逆行扩散到附睾并引起急性附睾炎、输精管炎或精囊炎。

急性前列腺炎时，细菌在部分或整个前列腺内产生强烈的炎症反应。严重时会形成许多小脓肿。这些小脓肿逐渐增大，可侵入更多的实质和周围基质中，即形成大的前列腺脓肿。前列腺脓肿会压迫尿道并导致下尿路的梗阻，梗阻严重时还会出现急性尿潴留。另外，还会出现会阴部疼痛剧烈、持续性高热等全身症状。

应该注意的是，急性前列腺炎患者往往同时患有糖尿病、免疫功能低下等疾病。医生在诊治急性前列腺炎患者时应该作相应的检查，以及时发现合并的疾病。

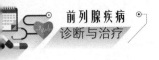

急性前列腺炎该怎样诊断

男性患者出现以下情况时应考虑急性前列腺炎的可能：

1. 突然发作的发热、寒战、会阴部及后背部的疼痛。有的患者出现类似肾绞痛的症状，还可伴有尿频、尿急、排尿疼痛、夜尿增多，出现排尿困难，甚至急性尿潴留，还有发热引起的全身症状如关节肌肉疼痛等。

2. 直肠指检可发现前列腺明显肿大，有明显的触痛，局部温度也升高。体格检查时不能作前列腺按摩，以免造成疼痛、菌血症。

3. 实验室检查中血常规化验显示白细胞总数及中性粒细胞比例明显升高，尿常规化验也显示尿中白细胞增多。还应测定血清 PSA 及 C 反应蛋白。

4. B 超或 CT 检查显示前列腺体积增大，密度不均匀，临床症状不能缓解时应作 CT 或 MRI 以评估是否有脓肿形成，以确定是否需要引流。

急性前列腺炎时测定 PSA、C 反应蛋白等有什么意义

急性前列腺炎患者血清的 PSA 及 C 反应蛋白均有明显升高。经过积极治疗后，C 反应蛋白在发病后 10 天左右恢复到正常水平；

PSA在发病后第3天达到高峰,发病后第3个月逐渐下降至正常。

在急性前列腺炎的治疗过程中,观察PSA和C反应蛋白的变化,有助于了解患者康复的过程。若这两个指标未能恢复到正常,就要加强用药的力度。

急性细菌性前列腺炎的体征怎样

急性前列腺炎患者还可以有发热、寒战,体温可高达39 ℃。对急性前列腺炎患者的体格检查主要是作经直肠指检。这时可发现前列腺肿胀、前列腺腺体硬而不规则,触痛十分明显。如合并急性附睾炎,可触及肿大的附睾尾部、增粗的输精管。后期前列腺脓肿形成后,直肠指检前列腺可感到前列腺增大且有波动感。此时,前列腺液内有大量的白细胞或脓细胞,故在急性期是禁忌作前列腺按摩的,以免引起菌血症或脓毒血症。急性细菌性前列腺炎通常伴有不同程度膀胱炎,可通过尿培养来了解急性前列腺炎的致病菌及药物敏感性。

急性细菌性前列腺炎该怎样治疗

对急性细菌性前列腺炎通常采取药物治疗。在明确急性前列腺炎的诊断后,只要根据中段尿培养和药敏试验立即应用有效的抗菌药物,就可以迅速控制炎症,并取得良好的效果。虽然

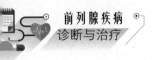

正常情况下,抗菌药物从血中到前列腺的弥散较差,但在发生急性炎症反应时,从血浆进入前列腺管和腺泡的浓度却有所提高。

对一些病情较重、体温较高、血中白细胞增多的患者,可静脉应用抗生素。同时针对可能的病因、伴随的疾病(如糖尿病)进行治疗。至体温正常后改为肌内注射或口服给药。对病情较轻的患者可首选对前列腺渗透性较好的磺胺类药物(如复方新诺明)。若以上药物效果均不佳,即改用对培养细菌敏感的药物。抗菌药物的使用应在体温正常、症状消失后持续一段时间,一般2~3周,以防炎症转为慢性或反复发作。

发生急性尿潴留时,最好作耻骨上膀胱穿刺造瘘以引流尿液,而尽量避免经尿道导尿,以防炎症扩散引起尿道炎、急性附睾炎等。

急性前列腺炎经及时的积极治疗后大多数可以痊愈,极少数患者发生前列腺脓肿。急性期如果治疗不彻底,就会转变为慢性前列腺炎。同时治疗急性前列腺炎及其合并的疾病将会取得更为理想的疗效。

急性前列腺炎患者该怎样保健

患急性前列腺炎时,应该卧床休息,避免劳累,提高机体的自身抵抗力。发热患者应多饮水或补液利尿。进食高热量、易消化的食物。保持大便通畅,必要时可口服轻泻剂以软化大便。每天热水坐浴,可促进炎症吸收。应避免长时间骑自行车和久坐,因为这样会压迫会阴部,并使前列腺充血,影响炎症吸收。在急性前列腺炎期间,应戒烟酒及刺激性食物,并避免性生活。

慢性前列腺炎有哪些临床表现

慢性前列腺炎的症状比较复杂,临床表现各不相同。主要有:

1. 排尿不适或灼热感;尿频、尿急、尿痛;晨起或排尿终末时尿道口有白色分泌物;会阴部、肛周、耻骨上、腹股沟、下腹部、腰骶部、阴囊、睾丸及尿道内有不适感或隐痛。

2. 有些患者出现射精后疼痛、血精、阳痿、早泄、性欲减退等性功能障碍的症状。

3. 全身症状:有疲倦乏力、腰酸背痛;还可有焦虑、多梦等精神症状。有些患者前列腺炎的症状并不严重,精神症状却十分严重。有些患者甚至痛不欲生。一方面对医生提出的治疗措施表示怀疑,另一方面却四处奔波、不惜千金、寻医求药,甚至要求手术治疗。

慢性前列腺炎是怎样诊断的

临床上慢性前列腺炎的诊断主要依据病史、症状、体检和实验室检查。

慢性前列腺炎临床表现各不相同,仅依据病史和体检往往难以作出正确诊断,但对以往有尿道炎、尿道梗阻、尿路感染病

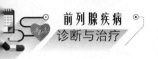

史,主诉有以下一种或几种症状者,就可考虑有慢性前列腺炎的可能性。这些症状主要有:①尿路刺激症候群;②前列腺溢液(即尿后滴白);③疼痛;④性功能障碍;⑤精神症状。

体格检查主要是前列腺的经直肠指检。慢性前列腺炎时前列腺表面可不平,软硬不均匀或有压痛,长期炎症时腺体明显纤维化,体积可缩小,质地偏硬。病程不长的轻型前列腺炎,前列腺触诊可正常。通过经直肠指检也可与前列腺增生和前列腺癌鉴别。除此之外,还应该检查睾丸及附睾,以明确是否有同时存在的慢性附睾炎。

前列腺液的检查是诊断慢性前列腺炎的主要手段,对怀疑有慢性前列腺炎者,应通过前列腺按摩,取前列腺液作常规化验和细菌培养。如果前列腺液中白细胞 > 10 个/高倍镜视野、卵磷脂小体减少,就可诊断为慢性前列腺炎。但应注意排除尿道炎和膀胱炎等疾病;健康男性性交和射精后几小时内前列腺液的白细胞也会有明显升高的情况。前列腺液细菌培养可用来鉴别细菌性或非细菌性前列腺炎。

慢性前列腺炎的 B 超图像特征性改变不明显,可作为参考。主要表现为前列腺包膜增厚、不整齐,内部回声不均匀,常常合并有前列腺钙化。

怎么正确看待前列腺液中的白细胞

临床上常常有这样的病例,慢性前列腺炎患者遵医嘱接受药物治疗多日,症状明显好转,但前列腺常规检查中白细胞却没有大的变化,仍然有"＋＋"左右。或者,前列腺液常规检查中白细胞在正常范围,但患者总感觉有会阴部或阴囊的不适。究竟应当怎样正确看待前列腺液中的白细胞呢?

临床上,医生通常是依据前列腺液内白细胞数量增高来诊断慢性前列腺炎,并根据培养是否存在细菌来进行疾病的分型。但研究发现,前列腺液内白细胞的多少与临床症状并非线性关系。也就是说,并非前列腺液白细胞多症状就会严重;或并非症状严重就意味着前列腺液内白细胞增多。另外,前列腺液内白细胞增多也不一定说明有细菌感染的存在,它可能是由于免疫反应,前列腺内炎性细胞聚集而导致白细胞增多。所以,一方面我们应该将前列腺液中的白细胞作为分型的重要参考指标;另一方面,我们不能太过于依赖白细胞的多少,把它作为选择治疗方法和估计预后的唯一方法。总之,对慢性前列腺炎患者改善其不适症状比减少前列腺液内白细胞更重要。

前列腺按摩在前列腺炎的诊断和治疗中有什么作用

前列腺按摩主要有两方面的作用。第一是诊断作用。前列腺液常规化验如白细胞计数 > 10 个/高倍镜视野、卵磷脂小体减少,即可诊断为前列腺炎。第二是治疗作用。慢性前列腺炎难以治愈的原因之一是含有细菌和毒素的前列腺液潴留在前列腺的腺泡内,引流不通畅。定期前列腺按摩时可挤压出一定量

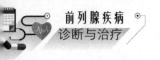

的前列腺液,就起到了引流的作用,有利于病情好转。对长期禁欲的患者,前列腺按摩更有助于炎性前列腺液的排泄。第三是随访作用。医生在随访患者时可根据前列腺液的检查结果,比较客观地观察治疗效果,及时调整用药,加快疾病治愈的过程。

由于前列腺按摩时患者会感觉有一些不适甚至疼痛,许多患者因此而害怕或者拒绝作前列腺按摩。其实,从诊断及治疗的角度出发,患者还是应该接受。

有哪些病原体可以引起慢性前列腺炎

慢性前列腺炎可以是由细菌感染引起的,即所谓的细菌性前列腺炎。但除细菌外,还有很多的致病微生物可以引起慢性前列腺炎。

在由细菌感染引起的慢性前列腺炎中,一般都能从患者的前列腺液中培养出细菌。其中最多见的为大肠杆菌。在国人中,金黄色葡萄球菌也不少见。其他少见的细菌有链球菌、沙门菌、假单胞菌及其他厌氧菌。近年来,由淋球菌感染引起的前列腺炎也日渐增多。

除细菌性前列腺炎以外,一些前列腺炎患者的前列腺液中并不能培养出细菌,称为非细菌性前列腺炎。它可能是由沙眼衣原体、解脲支原体等致病微生物感染引起的,也可能是由于尿液反流,产生化学性炎症而引起的。

女性阴道中的滴虫等致病微生物可以通过性交感染男性尿

道口,再逆行感染,引起滴虫性前列腺炎。真菌也可引起前列腺炎,这可能与女性阴道内的真菌有关;也可能是由于患者长期大剂量使用抗菌药物,导致菌群失调,免疫力下降,诱发了前列腺炎。

怎样鉴别细菌性和非细菌性前列腺炎

细菌性前列腺炎和非细菌性前列腺炎的临床表现十分相似,而两者的病因、病理及检查上却有较大的区别,列表如下:

区 别	慢性细菌性前列腺炎	慢性非细菌性前列腺炎
病 因	细菌经尿道、淋巴液、血液或直接蔓延至前列腺	前列腺慢性充血或由未知的病原体感染
病 理	腺泡和周围组织有多核细胞、淋巴细胞及浆细胞浸润,腺叶有明显的纤维增生,小管被脓液或上皮细胞阻塞,精囊有慢性炎症变化	腺泡扩张,有炎症细胞浸润,腺体之间组织水肿,精囊无慢性炎症变化
直肠指检	前列腺大小多正常,也可能稍小或稍大,硬度增加,有结节,有压痛	前列腺稍大,质中,压痛不明显
前列腺液常规	白细胞明显增加,卵磷脂小体减少或消失	白细胞增加,卵磷脂小体减少
前列腺液培养	多可发现致病菌	无细菌生长

前列腺炎对人体有哪些影响

前列腺炎引起的各种不适常常严重影响患者的生活质量,

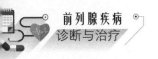

还会使人情绪低落缺乏信心,甚至对部分患者会影响其性功能及生育。同时,由于前列腺炎的正确诊断存在许多困难,往往治疗的时间很长,且难以治愈,更加重了患者的忧虑,也困扰着为其治疗的医生。但是,前列腺炎是可以被治疗的疾病,而且通过正确的治疗可以解除大部分的不适症状。

必须强调的是,有些前列腺炎并不严重的患者由于受到某些社会因素的影响,背上沉重的思想包袱,出现严重的精神症状,甚至痛苦不堪。这个问题应该引起社会的关注。患者本人也应该正确对待,配合医生进行治疗。

目前尚无直接证据表明前列腺炎与前列腺癌有直接的关系。但一些疾病明显与慢性前列腺炎有关,例如,良性前列腺增生(BPH)、泌尿生殖道的炎症性疾病(尤其是性传播疾病)、精索静脉曲张、痔、前列腺静脉丛扩张等。

慢性前列腺炎与"尿道滴白"有什么关系

经常有患者向医生诉说自己早晨起来时,有时会发现尿道口有白色分泌物或内裤上有污秽物。也有些患者发现自己在排尿或排便终末时,尿道口滴出几滴较浑浊的白色"尿液",即所谓的"尿道滴白"。这是慢性前列腺炎的一个常见症状。其原因是炎症时,前列腺分泌的前列腺液比正常多。当精囊内潴留的前列腺液太多时,就会有一部分前列腺液经射精管溢出,在会阴部收缩时被挤入尿道。因此,发现"尿道滴白"现象,应及时到医院检查是否有前列腺炎。需要指出的是,出现"尿道滴白"并不一定就是得了慢性前列腺炎。因为即使是正常人,在体内前列腺液积聚过多而没有及时排出,尤其是在长期禁欲后,在排尿或排便时由于前列腺平滑肌的被动收缩或前列腺受到挤压,也会造成前列腺液的溢出,出现"尿道滴白"。

慢性前列腺炎与慢性附睾炎有什么关系

前列腺和附睾都是男性生殖系统的重要器官。在解剖上,连接附睾的输精管和连接前列腺的前列腺导管有一个共同的开口。因此,前列腺和附睾有着密切的内在联系。同样,前列腺炎和附睾炎也有着许多共同之处。临床上急、慢性附睾炎和前列腺炎是男性生殖系统最常见的两种疾病。

由于男性生殖系统各器官间的特殊解剖关系,使男性生殖系统各器官的感染性疾病常相互关联。慢性前列腺炎时,致病菌可以通过输精管管腔逆向进入附睾,或通过淋巴系统到达附睾,引起附睾炎。而慢性附睾炎时,致病菌也可通过输精管顺流到达前列腺,或通过淋巴系统引起前列腺炎。这种联系在淋球菌感染时表现最明显。患者先出现尿痛、尿道口流脓等急性淋菌性尿道炎症状,在这些症状缓解后不久或同时又会出现一侧或双侧附睾肿痛等附睾炎症状。此时进行前列腺液培养,多可培养出淋球菌。而在上述急性症状消退后,患者往往会长期存在慢性前列腺炎症状。

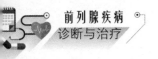
总之,慢性前列腺炎和附睾炎是相互影响的,两者可先后或同时患病,在治疗的过程中,也应当同时进行治疗。

慢性前列腺炎与精囊炎有什么关系

从解剖生理方面看,前列腺与精囊都是男性生殖系统的附属性腺,两者之间的关系非常密切。它们都开口于后尿道,有着共同的感染途径,细菌可以逆流或直接蔓延而引起前列腺炎和(或)精囊炎。因此,前列腺炎与精囊炎可以同时或先后发生。前列腺炎时的炎性分泌物可以逆流进入精囊而导致精囊炎;精囊炎时的分泌物也可进入前列腺。据统计,慢性前列腺炎患者中有80%合并精囊炎。前列腺炎合并精囊炎时可出现血精。

由于前列腺炎和精囊炎的感染途径和临床表现大致相同,它们的治疗也大致相同。

慢性前列腺炎和性病有什么关系

有些前列腺炎患者曾提出这样的问题:前列腺炎是不是性病? 前列腺炎会不会传染给自己的妻子? 甚至有些患者因为害怕将疾病传染给妻子而对性生活顾虑重重,长期禁欲,最后引起阳痿。那么前列腺炎和性病有关系吗? 前列腺炎会传染给妻子吗?

应当说,绝大多数患者的前列腺炎与性病是没有关系的。对于大多数的细菌性前列腺炎和非细菌性前列腺炎患者来说,由于女性阴道内有较强的抵抗非特异性细菌感染的能力,所以根本不用担心会把细菌传染给自己的妻子。只有一小部分由不洁性交引起的前列腺炎(如淋菌性前列腺炎、一些由支原体或衣原体引起的前列腺炎)才与性病有直接的联系。这类前列腺炎的早期,前列腺液中含有大量病原体,会通过性交传给女方,引起特异性的阴道炎症。所以,曾患急性性传播疾病(STD)经过正规的检测治疗后仍有排尿不适、会阴部坠胀、膀胱区不适等症状,应考虑到性病后前列腺炎的诊断。只要及时治疗、在性交时使用避孕套,就可防止传染。在疾病的后期,因为经过治疗病原体多已被杀灭,一般已不会传染了。还有一些由滴虫或真菌引起的前列腺炎,如果是由妻子一方传来的,就不存在传染给妻子的问题了。但是,如果是从其他性伴侣那里传来的话,那就应该设法避免把病原体传染给自己的妻子了。若怀疑妻子已被传染或女方是传染源时,应夫妻同时服药治疗,否则病原体会在夫妻之间相互传播,使疾病反复发作,治疗更加困难。

应该指出的是,确实有一部分患者是在感染了性病后并发慢性前列腺炎的。这些患者的前列腺炎往往是由淋球菌、衣原体、解脲支原体等引起的。有些患者由于在就诊时不好意思向医生讲清病情,曾用过大量抗生素治疗,结果造成细菌耐药,使疾病迁延不愈,自己也十分痛苦。因此,凡有过不洁性交的慢性前列腺炎患者,应该主动向医生讲清病情,并接受全面的细菌学检查。只有这样,才能得到及时、有效的治疗。

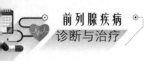

慢性前列腺炎会影响性功能吗

据统计,大约49％的慢性前列腺炎患者会出现不同程度的性功能障碍,如遗精、早泄(26％)、阳痿(15％)、性欲下降等。7.7％的患者同时有早泄及勃起功能障碍。这个比例是比较高的。这可能是与前列腺受到炎性刺激有关,但前列腺炎对阴茎勃起的神经血管功能没有不良的影响。这些患者的性功能减退更多的是由于长期的肉体与精神症状所产生的心理压力,产生抑郁和担心。特别是不了解该病性质的患者常会认为自己的性功能有问题,久而久之可造成性欲减退,发生性功能障碍。还有一部分患者由于性兴奋时前列腺充血会使局部疼痛加重,并可产生射精痛和早泄而影响性欲。前列腺炎症也会造成性敏感性增强,直接导致早泄和遗精。

总之,慢性前列腺炎对性功能会有一定的影响,但主要是与精神因素有关。因此,在治疗的过程中,要做好患者的思想工作,让患者了解有关的医学知识,加强对疾病的认识,解除患者的思想顾虑,必要时可进行一定的心理治疗。适当安排性生活,既不要长期禁欲,也不要频繁性交。长期禁欲不仅会因性欲得不到宣泄而对患者心理产生影响,还会因感染的前列腺液积聚在前列腺内,不能及时排出,反而不利于炎症的治疗。频繁性交会造成盆腔的反复充血,加重前列腺炎症反应和局部症状。从这个意义上说,我们主张前列腺炎患者应该有一定次数的性生活,这样既可以排出感染的前列腺液、又有利于增加前列腺的血液循环、促进炎症的吸收、提高患者对治愈疾病的信心。妻子对丈夫应给予精神上的关心。

慢性前列腺炎会影响生育吗 ⊃━━

12%以上的男性不育是由于生殖道感染所致(包括前列腺炎、附睾炎、睾丸炎)。前列腺炎可以导致男性不育,治疗后可使生育功能得到恢复。

慢性前列腺炎为什么会导致不育呢? 这是由于:①慢性前列腺炎可使前列腺液的成分发生改变,如是细菌性前列腺炎,细菌可随前列腺液的分泌而混入精液中,通过直接和间接的作用影响精子的活动及其功能。细菌通过细胞间相互作用和黏附现象导致精子活动参数改变,并干扰精子的分子结构和细胞的完整性。②慢性前列腺炎患者的精液中含有大量的白细胞,它可通过降低抗氧化剂活性损害精子的功能。③无论是细菌性还是非细菌性前列腺炎,前列腺液中的炎症细胞能产生多种细胞因子,可直接或间接影响精子的功能。减少枸橼酸、α-糖苷酶、果糖及锌的分泌,这些因素对生育功能十分重要。④慢性前列腺炎患者中抗精子抗体明显高于正常者,并直接引起精子凝集,导致免疫性不育。因此,从理论上讲,慢性前列腺炎会对生育功能造成影响。同时研究已经证实前列腺炎会影响生殖腺的分泌功能,导致精液量减少和精子活动力下降。

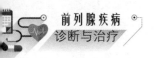

事实上,因为慢性前列腺炎而导致不育的只有少数人。有些人尽管前列腺炎的症状很严重,却仍然可以生育。这说明慢性前列腺炎只在一定程度上影响生育能力,大多数情况下还没有达到可以导致不育的程度。对于需要解决生育问题的青年男性,应该抓紧慢性前列腺炎的治疗。

慢性前列腺炎与抑郁症有什么关系

慢性前列腺炎除引起躯体不适外,同时作为一种心理应激源会引起患者的心理问题甚至心理障碍,主要表现为抑郁、焦虑、躯体化症状、强迫症状、易敌对、人际关系紧张等。研究显示我国慢性前列腺炎患者具有精神病理学意义的抑郁症状发生率高于一般人群的3~5倍,抑郁发生率为35.5%。躯体疾病作为一种心理应激源,其应激水平排在第6位(前5位是配偶死亡、离异、夫妻分居、被判入狱、亲人死亡),应激值为53。影响患者抑郁症状的因素是多方面的,其中生活满意度差、经济困难、性功能障碍及由此引起的夫妻感情和婚姻质量问题更加重了患者的心理负担,抑郁发生率较高,并在疾病的过程中互为因果,增加了疾病治疗的困难。

总之,慢性前列腺炎是临床常见疾病,其症状复杂多样,常伴有性功能障碍,且慢性迁延,久治不愈,给患者造成严重的心理负担和精神压力。抑郁是前列腺炎患者最多见的心理问题之一,程度较严重,持续时间较长,对患者的生活产生明显的影响,应引起医师的重视,及时识别抑郁症状并给予适宜治疗,包括调动社会支持、心理治疗和抗抑郁治疗,以期在改善其心理状态的同时,促进躯体疾病的康复。

前列腺炎患者为什么会出现精神问题

在临床工作中,我们经常可以看到一些慢性前列腺炎的患者,化验检查并没有很大的问题,但他们所诉说的症状却相当严重。他们往往有明显的精神负担,表现为以焦虑、抑郁为特征的情绪障碍。他们可以有失眠、多梦、头晕、记忆力减退、注意力不集中、精力减退、情绪低落、疲乏无力等,有些人可以怀疑自己得了性病或不治之症,严重者甚至可表现出厌世、自杀等倾向。他们往往是因为疾病久治不愈、得不到周围同事及家属的理解、在精力和财力方面不堪负担、钻牛角尖。其中也包括由于个别医生或江湖游医对患者所造成的情感伤害。对这种患者应给予充分的同情和关心。一方面给予认真的诊治,另一方面还要辅以认真的思想工作,进行耐心的说教和心理的疏导,解除他们心头的烦恼。否则就会激化矛盾、使患者对治疗表现出对抗的态度,甚至出现一些大家都不愿意看到的极端行为。

应该怎样治疗慢性前列腺炎

慢性前列腺炎的治疗方法众多,包括中医和西医、全身和局

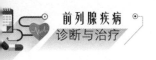

部、内服和外用等,但任何一种方法都不是万能的,都有一定的适应证。将各种治疗的特点介绍如下:

1. **综合治疗** 由于慢性前列腺炎可能存在多种病因,在选择治疗方法的时候往往采用综合治疗,任何单一的治疗方法或药物都难以获得满意的效果。尽管许多国内外学者推荐了多种综合治疗方法的优选方案,但对于具体的患者来说,应该详细地分析患者的病史特点、临床症状、体格检查、化验分析、以往治疗经过等,采取个体化的治疗,是避免滥用药物(尤其是滥用抗生素)并提高治疗效率的保障。治疗方法包括:抗生素、α受体阻滞剂、非甾体类抗炎药、植物药、三环类抗抑郁药、肌松剂、物理治疗、社会心理治疗、辅助治疗等。

2. **局部用药和局部治疗** 由于全身用药往往难以达到前列腺局部有效的药物浓度,故对全身用药治疗效果不佳的顽固性慢性前列腺炎患者多采取局部用药和局部治疗的方法,这不仅避免了全身用药的不良反应,而且可以使前列腺实质及腺管内药物的有效浓度大大超过全身应用所获得的水平,效果明显好于全身用药。局部治疗方法主要包括:①前列腺按摩;②热水坐浴;③局部物理疗法(经尿道激光、射频、导融以及经直肠前列腺微波热疗);④局部用药(前列腺内直接局部注射、经尿道灌药、经输精管注射给药、经直肠给药、肛管黏膜下注射);⑤生物反馈技术等。

3. **精神治疗** 慢性前列腺炎患者约有半数以上合并不同程度的精神症状,其中有1%～5%的患者出现自杀倾向,尤其是多方求医、久治不愈者,精神痛苦有时大大超过疾病本身的影响,患者为此四处求医,往往难以达到有效治疗的目的,则又会加重病情和思想负担,两者互为因果,形成恶性循环。因此,医患之间、家庭成员之间的深入交流十分重要,并往往需要适当配合抗抑郁、抗焦虑治疗和心理调整,尤其是对于合并严重精神心理症状的患者。

需要指出的是,抗生素在治疗慢性前列腺炎中仍起重要作用,通常可试用抗生素治疗4周,无效应放弃,改α受体阻滞剂应使用12周。慢性前列腺炎治疗的目标不是治愈,而是减轻症状,改善功能障碍,除外其他疾病,来提高生活质量。

治疗慢性前列腺炎的常用药物有哪些

治疗慢性前列腺炎的抗生素药物有多种,按化学结构分类有青霉素类、头孢菌素类、四环素类、大环内酯类、喹诺酮类、磺胺类、氨基糖苷类、β内酰胺类等抗生素。选择抗生素时主要根据常见细菌的敏感性和药代动力学。对于细菌性前列腺炎常用复方新诺明,2片,2次/日;阿奇霉素500 mg,1次/日;米诺环素0.1 g,2次/日;左氧氟沙星0.1,2次/日。4~8周。当确诊是衣原体或支原体感染时可用多西环素0.1 g,2次/日或红霉素250 mg,4次/日进行治疗。

对未发现支原体、衣原体或其他致病菌的患者,抗生素治疗往往效果不佳。医生通常会选用能改善症状的药物,如以排尿刺激症状为主可选用托特罗定2 mg,2次/日;如以排尿梗阻症

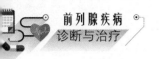

状为主,可选用坦索罗辛 0.2 mg, 1 次/日;或特拉唑嗪 2 mg,
1 次/日。

下面介绍几种常用的治疗慢性前列腺炎的植物类药物。

1. 翁沥通胶囊

翁沥通胶囊是将传统的中药配方用现代药品生产工艺进行
提炼包装而成。具有清热利湿、散结祛瘀的作用,能使平滑肌松
弛,减少功能性梗阻;它安全耐受性好,患者可以长期服用。它
可以有效地治疗慢性前列腺炎和良性前列腺增生。明显改善尿
频、尿急、尿痛、尿流变细、夜尿增多、会阴部不适等症状,总有效
率可达到 80% 以上。翁沥通胶囊通过减小增生的前列腺体积、
消肿抗炎及抗肾上腺素等综合作用来缓解症状,而且能够增强
膀胱肌张力。对下尿路综合征比如:前列腺炎、前列腺痛、良性
前列腺增生、急迫性尿失禁等引起的尿频、尿急、尿细、尿痛、排
尿困难等症状有独特的疗效。

翁沥通胶囊的主要成分为:薏苡仁(清热利湿作用,兼可健
脾)、浙贝母(清热化痰散结)、川木通(通淋)、旋覆花(消痰、行
水、下气)、黄芪、甘草等 11 种中药,针对湿热设计而成,辨证论
治,综合施治,有清热利湿、散结祛瘀、利尿通淋的功能。最新研
究表明翁沥通胶囊治疗慢性前列腺炎的作用主要是:消除中性
白细胞产生的活性氧化剂;抑制花生四烯酸代谢产物;抗水肿效
用;抑制前列腺上皮增生产生的纤维母细胞生长因子;抗炎症。

翁沥通胶囊的剂量为:用于治疗慢性前列腺炎,每日 2 次,每
次 3 粒(0.4 克/粒)。3 个月为一个疗程。用于治疗前列腺增生,
每日 2 次,每次 3 粒。1 个月为一个疗程。

翁沥通胶囊的不良反应轻微,仅少数患者出现腹泻,极少数患者出现瘙痒。

2. 癃闭舒胶囊

癃闭舒胶囊的主要成分是补骨脂、益母草、金钱草、海金沙、琥珀、山慈姑。其功能是主治温肾化气、利水通淋、活血化瘀、散结止痛。用于肾气不足、湿热瘀阻所致尿频、尿急、尿赤、尿痛、尿细如线,小腹拘急疼痛,腰膝酸软的癃闭症。它能对抗前列腺的慢性炎症;松弛膀胱三角肌、尿道平滑肌张力。对慢性前列腺炎、尿道综合征等具有良好疗效。对良性前列腺增生也有治疗作用。既有效抑制前列腺增生,解除增生的腺体压迫尿道所致的排尿梗阻;又能明显提高患者膀胱逼尿肌的肌力,增强膀胱排尿的动力。它能在短时内改善和消除患者的尿频、尿急及排尿困难等临床症状。

用法为口服,每次 3 粒,每日 2 次。

3. 热淋清胶囊

热淋清胶囊是以中药头花蓼经先进工艺加工而成的纯中药制剂,具有清热泻火、利水通淋的功效。主治慢性前列腺炎证属下焦湿热所致的征候,能明显改善慢性前列腺炎引起的小腹、会阴、尿道疼痛不适,尿频尿急等症状,且作用持久,无任何不良反应,充分体现了祛邪扶正兼顾治疗的中医特色。非常适宜久治不愈、又需较长疗程的慢性前列腺炎患者服用。同时,有显著改善前列腺液中白细胞的作用,且有消炎、止痛、利尿的效果,补肾益气。

用法:口服,每次 4～6 粒,每日三次。

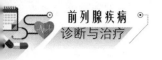
4. 萆薢分清丸

萆薢分清丸处方来源于我国元朝名医朱丹溪所著的《丹溪心法》。全方由萆薢、益智仁、石菖蒲、乌药等药组成,功效温肾补脾,分清泌浊,主治肾气虚弱,下焦虚寒清浊不分,湿浊下注所致的膏淋、白浊、妇女寒湿带下等证。方中萆薢,味苦,性平,归肾、胃经。功能渗湿,能泄阳明厥阴湿热,分清泄浊,为治小便混浊之要药。《本草纲目》称其能"治白浊、茎中痛、痔瘘坏疮",故以之为君药;益智仁温肾阳,缩泉止遗,为方中臣药;两药配伍,温肾与利湿并用,分清化浊作用增强;佐以乌药顺气开郁,温中止痛,能疏邪逆诸气,祛下焦虚寒而温肾;石菖蒲芳香化浊通窍,治小便混浊,祛膀胱虚寒,引药直达病所。诸药合用,可温肾化气,去浊分清。现代药理研究证实本方具有良好的抗菌、消炎、利尿、通淋的作用,对各种急慢性泌尿系统疾病(如:慢性前列腺炎、泌尿系感染、慢性盆腔炎、慢性肾炎、乳糜尿)均有显著疗效。

服用方法为:口服,每次 6～9 克(1 瓶),每日 2 次。

5. 前列安栓

前列安栓是一种经直肠给药的中药制剂。前列安栓的成分包括黄檗、虎杖、泽兰、栀子等,盐酸小檗碱是前列安栓中主要药物。黄檗的有效成分具有抑制环氧化酶的转录活性,阻断炎性递质形成,减少组织间炎性细胞浸润以及阻滞 α 受体的作用。因而起到使炎症消退、减轻尿道阻力,从而缓解慢性前列腺炎的作用。

由于前列腺特有的解剖结构,许多药物不能穿透其包膜在前列腺内形成较高的治疗浓度。前列腺和直肠周围有丰富的静脉丛,为经直肠吸收的药物局部形成高浓度聚集提供了解剖学条件。采用经直肠给药可以使药物通过在直肠下段的痔静脉丛与前列腺周围的泌尿生殖静脉丛之间有广泛的交通,很快被吸收并到达前列腺组织内,起到治疗慢性前列腺炎的作用。

前列安栓的用法是每晚睡前将一枚前列安栓塞入肛门内。每天1～2次。连续使用一个月作为一个疗程。一般给药5分钟后,药物即被直肠黏膜吸收进入血循环,并在前列腺内保持相当高的浓度。经前列安栓治疗后,患者尿频、尿急、尿痛的症状会明显减轻。前列腺液中的白细胞也会减少、卵磷脂小体会逐渐增加。如能与其他措施联合应用,效果会更好。

前列安栓的不良反应主要有腹泻和肠蠕动亢进。对患者没有明显的影响。

6. 宁泌泰胶囊

宁泌泰胶囊源于苗族的民间验方,由四季红、芙蓉叶、三颗针、白茅根、连翘、仙鹤草、大风藤七味药组成,具有清热解毒、利湿通淋、养阴止血的作用,具有利湿而不伤阴,祛邪而不伤正,攻补兼施的特点,治疗慢性前列腺炎、尿路感染等泌尿生殖系统感染疗效显著。安全、未发现过不良反应。现代药理研究证明宁泌泰胶囊具有抗炎、抗菌、利尿、解痉镇痛的作用,能明显降低慢性前列腺炎患者白细胞介素-6和肿瘤坏死因子等细胞因子的水平,抑制异常的免疫反应。迅速消除尿频、尿痛、血尿、腰骶及会阴部疼痛不适、尿不尽等症状。可用于治疗尿路感染、急慢性前列腺炎,以及预防和治疗尿路结石引起的感染,改善前列腺增生

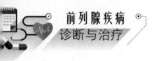
等症状,均取得了良好的疗效。

用法为:每次 3 粒,每日 3 次。

7. 泽桂癃爽胶囊

泽桂癃爽胶囊是在参考有关临床验方和古今大量验方的基础上,在中医药指导下,经药理实验筛选后确定。它的主要成分有泽兰、肉桂、皂角刺。有行瘀结散、化气利水作用,可用于治疗慢性前列腺炎和瘀阻型良性前列腺增生。

泽桂癃爽胶囊的剂量为:每次 2 粒,每日 3 次;30 天为一疗程。平均见效时间为 13 天。

治疗慢性细菌性前列腺炎常用的抗生素有哪些

治疗慢性细菌性前列腺炎的抗生素有多种,常用的有氟喹诺酮类、四环素类、大环内酯类、磺胺类等,它们对前列腺组织具有较强的穿透力,可以在前列腺组织和前列腺液中达到有效的抗菌浓度,故而成为治疗慢性前列腺炎的常用药物,医生会根据患者的病情选用适当的药物。

1. 氟喹诺酮类

主要有诺氟沙星、氧氟沙星、环丙沙星等,主要作用于革兰阴性杆菌。近年来研制的新品种如左氧氟沙星、加替沙星、莫西沙星等对肺炎链球菌、化脓性链球菌等革兰阳性球菌的抗菌作用增强,对衣原体属、支原体属、军团菌等细胞内病原或厌氧菌的作用亦有增强。因氟喹诺酮类会影响小儿骨骼的发育,18 岁以下未成年患者应避免使用此类药物。其他不良反应有过敏反应、抽搐、癫痫、视力损害等。常用的左氧氟沙星用法为 0.2 g,每日 2 次。

2. 四环素类

常用的有多西环素(强力霉素),用法为 0.1 g,每日 2 次。它主要作用于支原体属、衣原体属等病原体引起的前列腺炎。因其可致肝肾功能损害,有肝病者不宜应用,已有肾功能损害者应谨慎应用。多西环素肠溶胶囊可避免药物对胃黏膜的刺激。

3. 大环内酯类

常用的有阿奇霉素,用法为 500 mg,每日 1 次。其抗菌谱与青霉素相似,主要作用于衣原体属、支原体属、革兰阳性菌等微生物。不良反应主要为胃肠道不适,但阿奇霉素较红霉素口服生物利用度提高,给药剂量减小,胃肠道的不良反应已减轻不少。

4. 磺胺类

常用的有磺胺甲基异噁唑(复方新诺明),用法为 2 片,每日 2 次。主要作用于革兰阴性杆菌、葡萄球菌和链球菌。因本药会导致结晶尿发生而损害肾功能,故服用时要多饮水,必要时可同时服用碱化尿液的药物。其他不良反应有过敏反应、粒细胞减少、再障、肝功能损害等。磺胺甲基异噁唑与利福平联合应用对慢性前列腺炎也有效。

慢性前列腺炎治疗中应如何选择抗生素

氟喹诺酮被认为是对急性及慢性前列腺炎的第一线药物,

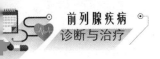
治愈率可达 65％。左氧氟沙星被认为对大多数病原体有很好的抗菌作用,在前列腺的细胞内及细胞外的浓度与血浆浓度的比例为 3∶1。CP/CPPS 被认为是非细菌性的,但应用抗菌药物也有效。大约 50％的患者应用氟喹诺酮得到改善,且对病程较长的患者氟喹诺酮也有效果。故大多数泌尿外科医生喜欢应用氟喹诺酮或磺胺甲基异噁唑治疗。如果疗效不佳,其他治疗一般也无效。抗生素应用不当意味着抗药菌株的形成(如产生广谱 β 内酰胺酶的细菌)。

对慢性细菌性前列腺炎,最常用的是采用抗生素治疗。但由于前列腺腺泡上皮类脂质膜的屏障作用,使很多抗生素不能透入前列腺腺泡内,所以治疗效果往往不理想。红霉素、复方新诺明、左氧氟沙星、多西环素等具有较强的穿透力,可作为首选药物。也可口服利福平加复方新诺明。对于非细菌性前列腺炎,则应根据不同的致病病原体来选择药物。如怀疑支原体和衣原体感染,可选用多西环素、阿奇霉素等治疗;如系滴虫感染可选用甲硝唑;如系真菌感染可选用氟康唑等抗真菌药物。需要注意的是,对由性交引起的感染,应夫妻同治,防止重复感染。

锌在前列腺炎的发病中有什么作用

近年来微量元素锌在前列腺中所起的作用越来越受到人们的重视。正常男性的前列腺液中有一种强力的抗菌因子

（PAF），这种抗菌因子对常见的泌尿生殖道致病细菌有杀灭作用，能够保护前列腺不受细菌感染。现已证明这种抗菌因子就是一种低分子、热稳定、可被血清失活的锌化合物。虽然锌在人体内属于微量元素，含量很少，但在前列腺液中的含量却很高，精浆中锌的含量比血浆锌要高出近100倍。而慢性前列腺炎患者前列腺液中锌的含量（50 μg/ml）则明显低于正常人（350 μg/ml）。但究竟是体内锌缺乏导致发生前列腺炎，还是感染导致锌含量下降，目前尚无定论。但大多数学者认为锌可能是正常人前列腺中的一种天然防御物质，可防止上行性泌尿生殖系感染的发生。所以采用口服锌制剂来治疗前列腺炎能取得一定疗效。现在临床上可供使用的锌制剂有葡萄糖酸锌等。

局部热敷对慢性前列腺炎的治疗有作用吗

对慢性前列腺炎患者，除了药物治疗外，医生通常会建议患者热水坐浴，以促进会阴部及前列腺周围组织的血液循环，以利于炎症的消退及吸收。这作为一种物理治疗，是一个经济实惠而又效果满意的好方法。其缺点是，有些患者不能坚持蹲20分钟左右的时间；如遇寒冷季节，水温不能维持足够的时间。因此，患者也可使用小的热水袋（或电热宝），坐在沙发上或躺在被窝里时将其夹在裤裆下。这样做既不会太热、又能维持较长的热敷时间，还不影响活动。

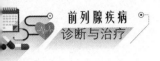

慢性前列腺炎患者能不能过性生活

出于对慢性前列腺炎的不了解或社会上一些舆论的误导，很多慢性前列腺炎患者对性生活有恐惧感。其实，慢性前列腺炎患者是可以过性生活的。除在其炎症急性发作期停止性生活外，平时应该根据自己的年龄及身体状况保持适度的性生活，既不要频繁，也不应禁欲。俗话说：流水不腐，户枢不蠹。有规律的性生活可以使前列腺液得到及时的排泄，有助于清除前列腺内的病菌及炎性分泌物，促进前列腺功能的恢复及炎症的消退。相反，长期不过性生活，不仅不利于前列腺炎的康复，反而会使感染的前列腺液积聚在前列腺内，久而久之还会对性功能造成不利的影响。

正常情况下，女性阴道的分泌物具有抵御致病菌的能力，慢性前列腺炎患者过性生活不会对配偶造成伤害。但对于有过不洁性交史的患者，除非确认没有感染性病，否则过性生活时最好使用避孕套，避免对女方的潜在危害。

应该怎样看待前列腺包膜下
药物注射治疗前列腺炎

由于血浆-前列腺的屏障作用，使许多抗生素不易进入前列腺,于是有人提出采用前列腺包膜下药物注射的方法来治疗难治性、顽固性的慢性前列腺炎。他们认为,这种治疗方法可以明显提高前列腺液中抗生素的浓度,对慢性前列腺炎有较好的治疗效果。

但是必须指出的是,前列腺包膜下药物注射有一定的缺点:①血浆-前列腺屏障是一种生物屏障,而不是前列腺包膜屏障。②对患者有一定的创伤(特别是在由前列腺穿刺技术不熟练的医生实施时),有些患者会出现血尿等并发症、反复穿刺常不易被患者接受。③反复穿刺可引起一些并发症,如血尿、前列腺纤维化硬结等。④仅对慢性细菌性前列腺炎有一定作用,而对慢性非细菌性前列腺炎非但无益,反而会加重病情。因此,选择前列腺包膜下药物注射时应十分慎重,必须经过严格选择,并严格无菌操作,仅在适当的患者中进行。

怎样看待慢性前列腺炎的手术治疗

有些久治不愈的慢性前列腺炎患者,因症状比较重,严重干扰生活和工作,给身体和精神均造成很大压力,往往会寄希望于通过手术的方法来治好前列腺炎。那么,慢性前列腺炎是否可以用手术的方法来治疗呢?

其实,对于那些经各种方法长期治疗仍不能治愈和症状难以控制的慢性细菌性前列腺炎患者来说,只有其中一小部分患者可以考虑进行手术治疗。例如,对于明确存在感染的前列腺

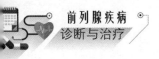
结石患者,由于感染结石是细菌持续存在和炎症反复发作的根源,而药物治疗又不能彻底杀灭病灶中的细菌,故可行手术治疗。手术治疗主要有前列腺精囊切除术和经尿道的前列腺切除术两种方法。前列腺精囊切除术虽可以较彻底地去除腺体内的感染灶和结石,但手术难度大,术后并发症多。对合并有前列腺炎的良性前列腺增生患者,由于前列腺与周围广泛粘连,手术有一定困难,常不能完整摘除前列腺,术中出血也较多,术后容易发生膀胱痉挛,术后发生尿频、尿急、排尿不尽症状的情况也较多。对于中青年患者,前列腺的手术可能会影响患者的性功能及生育能力。经尿道前列腺切除术虽能较彻底地切除感染组织病灶和结石,但也很难达到彻底治疗前列腺炎的目的。因此,对慢性前列腺炎患者的手术治疗(即便是微创手术)必须慎之又慎。必须明确手术治疗的适应证,并对手术治疗的效果有充分的把握。

为什么慢性前列腺炎有时候久治不愈

很多人都听说慢性前列腺炎这个病很难治,因此得了慢性前列腺炎后就十分担心这个病治不好,甚至害怕会造成严重的后果。个别患者甚至认为自己得了不治之症,惶惶不可终日。诚然,有一部分患者的慢性前列腺炎的确比较难治,但这不等于慢性前列腺炎就不能治好。只要查清病因、积极治疗、正确预防,就目前的医疗水平而言,慢性前列腺炎是完全可以治好的。

那么,都有哪些因素使这个病那么难治呢?

①大多数慢性前列腺炎为非细菌性前列腺炎。它们的病原体比较复杂,且难以确定。因此难以采用有针对性的敏感药物,影响了治疗效果。②很多患者本身对疾病的认识不足,对病情不够重视,不能严格遵照医嘱按时、连续用药。症状稍好转,就停止治疗,使感染反复发作。经过几次反复,一些细菌产生耐药性,使疾病更加难以治愈。③心理负担过重、精神压力过大也是慢性前列腺炎久治不愈的原因之一。患者的心理状况对慢性前列腺炎的预后有一定影响。这些患者症状很严重而化验结果却往往问题不大,这说明他们存在明显的心理障碍。④有些患者轻信流言,有意识地回避性生活,这就导致炎性前列腺液的潴留,不利于疾病的治疗。事实上,正常的、有规律的性生活有利于前列腺炎的康复。⑤一些有不洁性交史的患者出于种种原因隐瞒病史,造成夫妻间的交叉感染,给治疗带来困难。个别患者由于疾病久治不愈、求医心切,于是轻信"老军医"之类的游医及广告,盲目接受一些所谓的偏方治疗,甚至一些有创性的治疗,结果使病情越来越复杂、治疗越来越困难。有的患者为此甚至倾家荡产。这种教训应当认真吸取。⑥自我控制能力差,有些人通宵达旦地打麻将,不能坚持戒烟戒酒,不能坚持连续用药。个别患者强调"工作需要"而不能戒酒,导致炎症复发,使治疗前功尽弃。

其实,慢性前列腺炎患者只要充分认识以上这些问题,与医生密切配合,努力消除这些不利因素,寻找自己慢性前列腺炎"经久不愈"的原因,做到"有的放矢"地接受治疗。这样,就能提

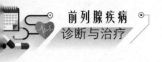

高慢性前列腺炎治疗的效果。

怎样诊断与治疗慢性盆底疼痛综合征

慢性盆底疼痛综合征是一组与前列腺有关的症状群。它的临床表现与前列腺炎非常相似，有时很难将两者相鉴别，因此也归入慢性非细菌性前列腺炎。

慢性盆底疼痛综合征主要发生于 20～40 岁的男性。其主要症状是与排尿无关的会阴、阴茎、耻骨上、阴囊或尿道等部位不明原因的疼痛，有些患者有间歇性尿急、尿频、夜尿增多以及排尿困难。与其他类型前列腺炎不同的是，这些患者没有尿路感染的病史，前列腺触诊也无异常发现，前列腺液细菌培养阴性，前列腺液常规检查也正常，没有炎症细胞。

由于慢性盆底疼痛综合征病因不明，所以治疗以对症治疗为主。对有排尿困难的患者可使用 α 肾上腺素能受体阻滞剂如特拉唑嗪、多沙唑嗪、坦索罗辛等治疗，以松弛紧张的前列腺尿道平滑肌，改善前列腺和射精管系统内的尿液反流。也可用安定等镇静剂以及托特罗定、优必达等药物缓解症状。抗生素治疗一般无效，如能明确有衣原体或支原体感染可选罗红霉素或多西环素。患者自己应进行适当的体育锻炼，禁忌烟酒、刺激性强的食物，有条件者可定期进行前列腺按摩，也可选择一些物理治疗。

慢性前列腺炎患者应该怎样保健

得了慢性前列腺炎后,首先,要保持良好的心理状态,以积极的态度面对疾病。要认识并相信慢性前列腺炎虽然病程较长,治愈较慢,但肯定能治好,要保持乐观的心情,发展自身的兴趣爱好或进行适当的体育锻炼以转移对疾病的注意力,减轻心理负担,消除焦虑情绪。其次,要严格遵守医嘱,按时用药并保持连续性。前列腺按摩在诊断和治疗中都有重要的作用,最好每周进行一次。生活上要注意多休息,避免过度劳累,不久坐(如有的人习惯通宵达旦地打麻将),不长时间骑车、憋尿。限制辛辣食物和含有酒精的饮料。热水坐浴能有效地缓解症状。规则的性生活对促进前列腺液的引流有很重要的作用。但频繁的性生活会造成盆腔经常充血,而长期禁欲会加重前列腺液的潴留,均不利于炎症吸收,应当避免。

怎样诊断与治疗前列腺结核

结核病是一种传染病。1949 年后,党和政府为消灭结核病做了大量的工作,曾经使结核病销声匿迹。近年来,结核病的发病率有所提高,应当引起大家的高度重视。

前列腺结核是男性生殖系统结核病中的一种常见病变,常与

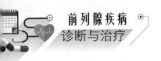

体内其他脏器的结核、泌尿系统结核以及生殖系统等其他部位结核同时存在。前列腺结核的传染途径可以为血行传播和逆行传播。

前列腺结核多见于 20～40 岁。多无明显症状,可出现血精、精液减少、射精疼痛、排尿困难、尿路刺激症状等。合并附睾结核的患者可在附睾触及结节;严重者还可有阴囊或会阴部结核性窦道形成。对于曾患肺结核、肾结核或其他部位结核而同时有慢性前列腺炎症状的患者应当考虑有前列腺结核的可能,并作进一步检查。经直肠指检可发现前列腺精囊硬结;严重的前列腺结核在尿道造影时可见空洞状破坏;尿道镜检查可见前列腺尿道黏膜充血、增厚,呈纵向小梁改变。诊断前列腺结核的关键是要认识到这个病的存在,对可疑的患者应进行系统的泌尿系 B 超、X 线及细菌学(特别是结核菌)检查,在明确诊断后必须尽早明确诊断并发现同时存在的泌尿系结核(特别是肾结核)。

前列腺结核的治疗与结核病的治疗方法相同,以抗结核药物为主,同时给予适当的营养和支持疗法。一般不考虑手术治疗。合并附睾结核时可行附睾切除术。

怎样诊断与治疗肉芽肿性前列腺炎

肉芽肿性前列腺炎是一种特殊的前列腺炎,比较少见,多为非特异性肉芽肿性前列腺炎,常发生在 50～70 岁。主要发病原因是前列腺内发生强烈的异物炎症反应,导致在前列腺腺体内形成很多肉芽肿性结节。常常与泌尿道感染、经尿道手术、前列腺穿刺以及膀胱内卡介苗灌注等因素有关。

肉芽肿性前列腺炎按病因可分为4类:①非特异性肉芽肿性前列腺炎(占70%)。②经尿道术后或穿刺活检后(占24%)患病。③特异性肉芽肿性前列腺炎(占3%)。④系统性肉芽肿病(占3%)。其主要症状是尿路刺激征,如尿频、尿急、尿痛,以及发热和寒战,很少患者有血尿、会阴部疼痛和耻骨上不适感。因为前列腺内形成很多肉芽肿性结节,所以肛指检查时可摸到前列腺内有硬结而被怀疑为前列腺癌。前列腺穿刺活检是有效和常用的诊断肉芽肿性前列腺炎的方法,大多数病例可通过它明确诊断。

肉芽肿性前列腺炎多数可自愈,但硬结难以消失。一般治疗包括热水坐浴、抗感染治疗,至少持续治疗4周;对特异性感染者需对致病菌作有针对性的治疗;少数梗阻严重者可行经尿道前列腺电切术(TURP)或开放性前列腺摘除。

怎样诊断与治疗淋菌性前列腺炎

近年来,随着性传播性疾病患者的增多,由淋球菌感染引起的前列腺炎也显著增加。性传播性前列腺炎的致病菌以淋球菌、衣原体、解脲支原体为主。主要传播方式是性交直接感染,还可由上行性尿道感染、排尿后尿中感染的尿液逆流至前列腺腺管等引起。

本病多见于青壮年,常有不洁性交史,主要表现为会阴部胀痛;有明显的尿频、尿急、尿痛,排尿终末有尿道口分泌物;感染

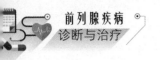
严重时可出现高热、排尿困难。少数患者可发展为前列腺脓肿。直肠指检前列腺可有压痛和肿胀。病程 3~36 个月。检查包括前列腺液常规、细菌培养及药物敏感试验，PCR 方法检测衣原体、解脲支原体和淋球菌可确诊。特别值得重视的是，当性传播性尿道炎患者经过一定时间治疗后，急性尿道炎症状缓解，而仍有反复排尿不适、尿道灼热痛、会阴部坠胀等症状，应高度怀疑淋菌性前列腺炎。应进行病原学检查，不能满足于慢性尿道炎的治疗而忽视其他类型慢性前列腺炎的可能。

淋球菌性前列腺炎的治疗原则为：①应选用对淋球菌有效的药物；②应根据药物敏感试验来选择敏感抗生素；③选用能穿透前列腺屏障的药物，如：红霉素、多西环素、复方新诺明、左氧氟沙星等；④对难治的病例可采用联合用药的方法；⑤应注意药物的剂量要足够、疗程也要足够。⑥采用综合治疗：包括理疗、前列腺按摩、中医治疗、心理治疗等。必要时，应告知其配偶或性伴侣同时治疗。

淋球菌性前列腺炎往往难以治疗，主要有以下几个原因：①患者未及时就诊治疗。②由于患者不愿说明病史而未能选用有效的抗生素，慢性尿道炎反复发作。③淋病患者治疗不及时、不彻底或淋球菌转化为耐药菌型。

前列腺脓肿有哪些临床表现，应该怎样治疗

如果急性前列腺炎得不到及时的治疗，会在局部形成脓肿，

即为前列腺脓肿。前列腺脓肿一般发生在 50～60 岁,且大多有糖尿病史。还有一些免疫功能低下的患者也容易患前列腺脓肿。

前列腺脓肿形成的危险因素主要有:膀胱出口梗阻、经尿道的器械操作、留置导尿及一些全身性疾病。与前列腺脓肿形成有关的全身疾病有:糖尿病、肝硬化、获得性免疫缺损综合征、器官移植后的免疫抑制治疗,还有慢性肾衰、血透、癌等,它们都可以引起前列腺脓肿。后者可能与分枝杆菌属、念珠菌属及布鲁杆菌等有关。

前列腺脓肿可以是急性前列腺炎的后遗症,先形成小的脓肿,然后相互融合而成大的脓肿。这在艾滋患者中是最常见的。可以由尿路的常见致病菌引起;也可以由机会性真菌和分枝杆菌感染引起。脓肿形成的机制有两个:第一是感染尿液的反流,致病菌是肠杆菌,所形成的脓肿在前列腺的周边部分;第二是从原发病灶经血源播散,致病菌是金黄色葡萄球菌。

前列腺脓肿常与后尿道炎和急性前列腺炎密切相关,因此可以有尿频、尿急、排尿困难的症状。前列腺脓肿的症状与急性前列腺炎相似,通常表现为尿路刺激症状、会阴疼痛、发热、偶尔可有尿潴留。如脓肿扩散到尿道,则可以有尿道分泌物。如急性前列腺炎静脉应用抗生素后 48 小时症状仍不缓解,应高度怀疑有前列腺脓肿。直肠指检时可触及肿大的前列腺、压痛明显、两侧叶不对称,但不一定能触到波动感。常规的尿液化验可发现脓尿、白细胞增多。B 超检查有助于诊断的确立。

如经过抗生素治疗后,脓肿不能吸收,症状不能缓解,就要

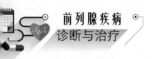
考虑手术治疗。最常用的手术是经直肠切开排脓,也可经会阴或经尿道切开排脓。手术后一定要保证脓液的引流通畅。

前列腺结石应该怎样诊断

前列腺结石一般没有明显的症状,体格检查也不能发现前列腺结石。诊断主要依靠 X 线检查。在 X 线片上可以看到前列腺的区域内有弥漫分布的致密阴影或呈马蹄形或环形的阴影。B 超检查也可以发现前列腺结石。在作膀胱镜检查时,有时可以看到前列腺表面有小的深褐色的结石颗粒。明显的前列腺结石在膀胱镜通过时可以有摩擦的感觉。

怎样理解体检报告中的"前列腺结石"

有些患者在看到 B 超检查的报告单上说有前列腺结石很紧张。其实,B 超检查前列腺的报告中的"前列腺结石"只是前列腺组织中的钙化,而不是真正意义上的结石。它通常是由前列腺液中所含的钙盐在前列腺组织中沉积而形成的。而真正的前列腺结石是指前列腺组织或腺泡内形成的结石,它是由前列腺中的淀粉样小体钙化而形成的,其发病率一般随年龄的增大而升高。56 岁以上男性中,前列腺结石的发病率甚至可超过 80%。患者完全没有必要因此而背上沉重的思想包袱。

前列腺结石在没有症状时可以不作任何处理,只有在出现症状时才需要治疗。它的治疗主要取决于有关前列腺疾病的治疗。合并前列腺炎时则治疗炎症。如结石很多、前列腺炎又久治不愈或合并良性前列腺增生时,则可通过行经尿道前列腺电切术或行开放手术摘除前列腺,以期彻底解决问题。

有些患良性前列腺增生的老年人,由于增生的前列腺压迫后尿道,会引起前列腺导管和腺泡的扩张和淤滞。如果同时患有慢性前列腺炎,就会加重前列腺腺管的阻塞和前列腺液的淤滞,这些情况都有利于前列腺结石的形成。一般情况下,单纯的前列腺结石并不会引起什么症状。只有在合并炎症时才会出现会阴部不适、阴茎部疼痛、性功能紊乱等与前列腺炎相类似的表现。有些同时患糖尿病的老年人,感染会很重并会在前列腺内形成脓肿。患者除了有会阴深部及阴囊部疼痛外,还可伴有发热及全身症状。可以首先对前列腺增生进行药物治疗。如果药物治疗效果不佳,则可接受手术治疗。这样,前列腺增生及结石就可以在一次手术中同时解决了。

前列腺结石与尿路结石有什么关系

多数前列腺结石是由正常前列腺液中所含的钙盐和磷酸钙沉积形成的,其发病率与年龄有关。前列腺增生压迫后尿道或尿道狭窄时引起前列腺导管和腺泡的扩张和淤滞,慢性前列腺炎时前列腺腺管阻塞和前列腺液淤滞,均有利于结石的形成。

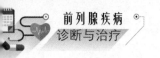

前列腺结石多发生在前列腺腺泡或腺管内,可以孤立及散在分布,也可以沿管腔成线状排列。前列腺结石发生的部位和排列与前列腺增生有很大的关系,内腺的增生结节挤压腺泡和腺管,使结石向下移位,位于前列腺的内腺后缘;而非前列腺增生患者的结石多位于尿道旁或分布在内腺中。前列腺结石的体积很小,但数量可以很多(有时可多达几百个)。

应该指出,就发生的部位以及结石的性质而言,前列腺结石与尿路结石是完全不同的。经常有人把嵌顿在前列腺部尿道的结石误认为是前列腺结石。其实,真正的前列腺结石是指前列腺组织或腺泡内形成的结石,它是由前列腺中的淀粉样小体钙化而形成的。因此,它的主要成分是磷酸钙,但它的有机成分含量要比其他结石多,可占 20%(其中蛋白占 8%左右,胆固醇占3.7%~10.6%)。而尿路结石则发生在泌尿系统的管道结构内,它的成分主要是草酸钙、磷酸钙、尿酸、磷酸镁铵等,有机成分很少。前列腺结石在临床表现方面也与尿路结石不一样。它一般不产生尿路的梗阻,也没有明显的临床症状。只是在合并有炎症时出现会阴部不适、阴茎部疼痛、性功能紊乱等与前列腺炎相类似的表现。如果感染很严重,可以出现前列腺脓肿,这时患者会有会阴深部及阴囊部疼痛,大便时加重,还可伴有发热及全身症状。

如何理解前列腺钙化

钙化是指在血液和组织间液中呈溶解状态的钙盐以固体状

态沉着于病理产物或异物中的现象。它往往是一种陈旧的病变,人体内的钙化灶很多。身体的任何部位在病变痊愈后都会有不同表现形式的钙化,前列腺当然也不例外。

前列腺钙化是前列腺炎症痊愈后遗留的痕迹。如果前列腺炎症很轻,患者往往不觉得有任何不适。如果不是 B 超检查发现前列腺有钙化,他们会与"钙化"长期"相安无事"。由于一般人对过去发生过的事大多没有明确的记忆,就给追溯过去带来一定的困难。因此,他们很难给医生追根寻源提供什么有价值的线索。只要造成钙化的病因处于静止状态,钙化的存在就不会给身体带来不利的影响(其中包括对性功能、生育等方面的影响),换言之也不需要进行治疗。应该指出的是,除了在肿瘤坏死组织上形成的钙化外,绝大多数钙化灶都属于良性的现象,而且是病变局限化的表现,不必太过在意。只是在原发病得不到及时治疗甚至还在继续发展的情况下,才会使钙化灶逐渐增大并引起一定的症状,才需要进行治疗。

治疗慢性前列腺炎有哪些误区

现在大家对"看病难、看病贵"的问题议论很多,而对慢性前列腺炎的患者来说,似乎问题就更大了。有些患者在不知不觉之中花了几千元乃至上万元,而病情却依然如故。于是,埋怨、急躁、厌世、愤慨的情绪油然而生,有的人甚至产生轻生的念头。那么,问题出在哪里呢?

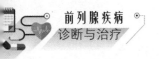

1. **乱用抗生素** 仔细分析现在治疗慢性前列腺炎的药物不外乎两大类,一类是植物类药物,另一类是抗生素。对于绝大多数慢性前列腺炎的患者来说,其实并不需要用所谓"高级"的抗生素来治疗,更不需要联合应用"高级"抗生素。即便需要应用抗生素,也应该在药物敏感试验的基础上选择应用。盲目应用抗生素常常成为治疗费用居高不下的原因。有些慢性前列腺炎患者确实很难治,个别医生在万般无奈的情况下会迎合患者的请求,给予静脉滴注"高级"抗生素,结果造成对抗生素的耐药甚至抗药,不仅前列腺炎没有治好,还引起很多应用抗生素的不良反应。

2. **乱用治疗仪器** 有些医疗单位,对慢性前列腺炎患者使用仪器来进行治疗,目的是促进前列腺局部的血液循环、加快炎症的吸收。其实,最简单、最实用的方法就是局部热敷。如用热水袋在会阴部热敷,既方便又实用。但是,有些地方盲目应用所谓"进口的、高科技"的仪器,每次收费几十元乃至几百元,徒增治疗费用。一些患者还接受了有创性的治疗,如前列腺局部注射药物、尿道内灌注药物治疗等。这些治疗都有严格的适应证,而且要有严格的无菌操作和技术要求。也就是说,这种治疗对患者、对医生都有严格的要求。否则,炎症没有治好,却在原有疾病的基础上增加了新的病痛。

3. **盲目就医** 有不少慢性前列腺炎的患者在就诊时会拿出一大摞病历本,表明他已到过多少名医院、找过多少名专家。当然,花去的费用也不菲。其实,对绝大多数患者来说,慢性前列腺炎在泌尿外科的范围内并不是什么疑难重症,也不必找名专家诊治。只要在正规的医院里、由较有经验的泌尿外科医生进行系统的治疗就足够了。真正需要名专家治疗的,只是极个别患者。

　　说到底,在一般情况下,只要安下心来,在医生的指导下进行正规的检查和治疗,同时坚持体育锻炼,加强自身抵抗力,保持有规律的生活,做到劳逸结合,治好慢性前列腺炎不是一件难事。

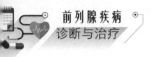

良性前列腺增生

良性前列腺增生的发病情况如何

良性前列腺增生是一种老年人常发疾病,发病率随年龄的增长而增加。最初通常发生在 40 岁以后,到 60 岁患病率大于 50%,80 岁时高达 83%。国外一组 206 例 40 岁以上男性尸检材料中报告,前列腺增生的发病率为 80.1%。据统计,正常情况下前列腺的体积每年增加 2.5%。

我国良性前列腺增生的发病年龄似比欧美各国要晚,发病率也低。良性前列腺增生发病率从最低的 20 世纪 60 年代的 4.9% 上升至 90 年代 18.5%,相差 3.8 倍之多。上海市最近的一份材料显示:在良性前列腺增生好发年龄的男性人群中,前列腺增生的患病率高达 43%,已接近欧美发达国家的患病水平。其中有神经系统、呼吸系统、生殖系统疾病的患者前列腺增生的患病率较高,有前列腺增生家族史的患病率也较高。

根据上海市最新发布的消息,截至 2017 年 12 月 31 日,上海市户籍人口 1 456.35 万人,其中 60 岁及以上老年人口 483.6 万人,占总人口的 33.2%。这就意味着我们将面对众多的良性前列腺增生患者。

哪些因素与良性前列腺增生的发病有关

良性前列腺增生的发病机制尚不明确。可能是由于上皮和间质细胞的增殖和细胞凋亡的平衡性破坏引起。相关的因素有：雄激素及其与雌激素的相互作用、前列腺间质－腺上皮细胞的相互作用、生长因子、炎症细胞、神经递质及遗传因素等。但前列腺增生的发生必须具备年龄的增长及有功能的睾丸两个重要条件。1959年，国内曾经对当时仅剩的26位清朝老太监进行调查，发现21人的前列腺均明显萎缩或完全不能触及。这也间接说明了良性前列腺增生与睾丸之间的关系。

代谢综合征与良性前列腺增生有什么关系

近来的流行病学研究发现，前列腺增生与代谢综合征有着密切的关系。胰岛素抵抗和继发的高胰岛素血症是代谢综合征和前列腺增生危险增加之间重要的病理生理学联系。代谢综合征包括了2型糖尿病、高血压、肥胖和高脂血症4个要素，它以胰岛素抵抗和高胰岛素血症为病理生理特征，与大家熟悉的"三高"（即高血压、高血糖、高血脂）类似。近年来，随着生活水平的提高，代谢综合征患病率日益增高。在临床上，它被定义为同时具备以下4项组成成分中的3项或全部者：①肥胖：体重指数 ≥

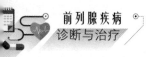

25 kg/m²;②高血糖:空腹血糖 ≥ 6.1 mmol/L 和(或)餐后 2 小时血糖 ≥ 7.8 mmol/L 和(或)已确诊为糖尿病并治疗者;③高血压:血压 ≥ 140/90 mmHg 和(或)已确认为高血压并治疗者;④血脂紊乱:三酰甘油 ≥ 1.7 mmol/L 和(或)高密度脂蛋白 < 0.9 mmol/L。研究发现有代谢综合征的 BPH 患者与无代谢综合征者相比,前列腺体积增长速度明显升高(1.0 毫升/年)以及前列腺移行带生长率(1.25 毫升/年)的中值明显升高,这说明在有代谢综合征的 BPH 患者中,前列腺的生长进一步增加。

研究提示其中的机制可能与胰岛素样生长因子、性激素代谢、交感神经系统活性增加有关。因此,代谢综合征、胰岛素抵抗可能是良性前列腺增生的危险因素之一。改变生活饮食方式如加强体育锻炼、多吃蔬菜水果,以及应用药物治疗糖尿病、高血压、高脂血症可能起到预防良性前列腺增生的作用。

研究还发现 BMI 与前列腺体积有阳性关系,BMI 每升高 1 kg/m²,前列腺的体积就增加 0.41 ml。

前列腺的体积与糖尿病有什么关系

近来研究发现,前列腺体积和糖尿病呈正相关。即空腹血糖浓度越高,前列腺增大越明显。因此认为糖尿病可能是良性前列腺增生的危险因素之一。

研究发现,糖尿病患者的前列腺体积显著大于对照组且生长速度也快。此外,在人类前列腺增生组织中发现许多多肽生长因子及其受体,其中胰岛素样生长因子(IGF)轴可能是高胰岛素血症者前列腺体积增大的危险因素。已有研究表明,循环中的 IGF-1 与前列腺增生相关,提示 IGF-1 的生物活性可能增加患前列腺增生的风险。因此,男性糖尿病患者进入老年后,更应留心有无排尿困难、夜尿增多等症状,体检时注意进行前列腺 B 超检查,而采取加强锻炼、控制饮食、应用降糖药物等方法控制血糖,以降低前列腺增生发生的可能性。良性前列腺增生有可能继发于高胰岛素血症的胰岛素抵抗,是前列腺体积增大的病原学因素。低密度脂蛋白高者前列腺的体积也大。糖尿病患者的 IPSS 评分高于非糖尿病患者。今后,在诊治良性前列腺增生时要考虑到糖尿病的因素、与糖尿病相关的预后因素、每个人的致病因素及预防措施,弄清楚糖尿病对前列腺增生的影响机制,建立最有效的治疗及预防方法以减少良性前列腺增生及并发症造成的损害。

肥胖与良性前列腺增生有什么关系

肥胖与良性前列腺增生及前列腺的体积有明确的关系。超重者前列腺比正常体重者前列腺增大 1.6 倍;而肥胖者则达到 2 倍以上。肥胖和糖代谢异常可以影响前列腺的生长。因为肥胖影响了性激素代谢及胰岛素水平。使雌激素水平升高、睾酮及球蛋白结合蛋白水平降低。雌激素与雄激素比例升高增加了前列腺组织中基质/上皮细胞的比例。

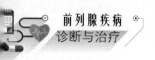

良性前列腺增生与雌激素有关系吗

人们常常习惯于认为良性前列腺增生与雄激素有关,但前列腺增生却偏偏多发生于雄激素水平偏低的老年患者。这是为什么呢? 于是,人们开始思考雌激素与前列腺增生的关系,并发现两者之间确实存在一定的关系,主要表现为:

1. **老年男性雌激素水平** 研究表明男性血浆中总的雌激素水平不会随年龄发生明显的改变。由于雄激素水平的下降,使雌激素与雄激素的比例增加。此外,前列腺增生时基质细胞中的雌二醇和雌酮水平比前列腺增生上皮细胞和正常前列腺的上皮细胞、基质细胞中的水平均高。

雌激素在前列腺增生中的作用,由于高龄所引起的体重和脂肪细胞增加使血液中的游离脂肪酸恒定,这可以导致前列腺生长的复活。

2. **雌激素受体的分布** 雌激素受体有 α 和 β 两种类型。雌激素的 α 受体则主要分布在前列腺的间质(主要是平滑肌细胞)中,而雌激素的 β 受体主要分布在前列腺的上皮细胞中。两者对前列腺的生长都起到一定的调控作用。随着年龄的增长,前列腺组织中雌激素受体的阳性率也增高。

3. **雌激素的致良性前列腺增生作用** 雌激素可以通过增加前列腺对雄激素的敏感性来调控雄激素的作用。雌激素也可诱发产生、增加雄激素受体并增加雄激素的作用。可以刺激垂体产生催乳素,催乳素可直接作用于前列腺并使其增殖。还可增加转移生长因子的表达,并促进成纤维细胞分化为平滑肌细胞。

最近,在前列腺增生及正常的前列腺组织中研究出几种不同的雄激素易感的基因:ELL 相关因子 2(EAF2)、延伸因子、RNA 核糖核酸聚合酶 2、FK506 结合蛋白 5 和磷酸丝氨酸氨基转移酶 1。这些基因在增生的组织中比正常的腺体组织中的表达高,可以有助于澄清双氢睾酮在前列腺增生发病机制方面的比例,也为预防和治疗前列腺增生提出新的思路。

在缺氧的情况下,血管内皮生长因子(VEGF)、FGF-7、TGF-b、FGF-2 及 IL-8 增加。前列腺间质细胞对缺氧通过调节这几个生长因子的正调节起作用。这说明缺氧可以激发前列腺的生长。慢性炎症被证明是氧化性应激的来源,并引起组织的损伤。

良性前列腺增生会遗传吗

良性前列腺增生和其他疾病一样,与环境及遗传有一定的关系。家族中有前列腺增生患者的人群中,发生前列腺增生的危险性要高 30%。不仅如此,他们的前列腺特异抗原(PSA)水平及前列腺体积也比正常人群高。

一项对手术摘除前列腺患者的男性亲属的调查表明,他们中良性前列腺增生的发病率高于对照组。这个调查结果说明遗传因素与良性前列腺增生有一定的相关性。通过遗传实验研究发现,良性前列腺增生可能是一种常染色体显性遗传疾病。同

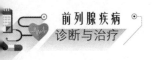

时发现,在 60 岁以下因良性前列腺增生而行外科治疗的患者中,约有 50% 与遗传有关。关于遗传因素在良性前列腺增生发病中的机制将有待进一步研究证实。

前列腺增生与前列腺增生症有什么区别

很多人弄不清前列腺增生与前列腺增生症有什么区别,其实这是两个不同的概念。人至中年,男性的前列腺组织就开始有增生的改变。用显微镜观察就可以发现前列腺内有小的增生结节。如果只有前列腺组织学上的改变,临床上并没有症状,就称为前列腺增生。

除了前列腺组织内有增生的改变外,如果还在临床上引起一系列排尿困难的症状,如出现尿频、排尿困难、尿线变细、射程变短等,体格检查发现前列腺体积增大,这时就称为前列腺增生症。

换句话说,男性到了一定的年龄后,绝大多数都有前列腺增生,而其中只有约 1/3 的人会有前列腺增生症。即并非每个有前列腺增生的人都会得前列腺增生症。

什么是纤维增生型良性前列腺增生

众所周知,前列腺增生的程度与排尿困难的程度是不成正比的。有些排尿困难症状很明显的患者,前列腺的体积并不是很大,但前列腺的质地很硬、缺乏弹性、表面欠光滑。这就是以纤维增生为主的前列腺增生。

纤维增生型良性前列腺增生的形成主要与长期慢性前列腺炎导致组织纤维化有关。也与长期应用雌激素及前列腺内药物注射诱发纤维化形成(这也是我们反对对慢性前列腺炎患者采用前列腺内药物注射治疗的原因)有关。由于前列腺的体积不是很大,直肠指检、B超检查又未见前列腺体积增大,往往不能引起大家的足够重视。

诊断纤维增生型良性前列腺增生的标准有:①有尿频、排尿困难的下尿路梗阻症状并有长期慢性前列腺炎的病史;②直肠指检发现前列腺没有增大但质地很硬;③B超前列腺体积稍增加,包膜光滑,膀胱颈口、后尿道显示不清,膀胱内可有一定量的剩余尿;④尿动力学检查示尿流率低、尿道阻力高、膀胱功能受损明显。

由于纤维增生型良性前列腺增生的问题主要是机械性梗阻,所以药物治疗往往不能奏效。且因前列腺与外科包膜严重粘连,手术摘除往往很困难。因此,以经尿道前列腺电切术为宜。由于前列腺的体积小、出血少、手术时间短,患者恢复得也很快。

良性前列腺增生和前列腺炎有什么关系

由于良性前列腺增生和前列腺炎都发生在前列腺,且临床

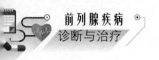

症状又有很多相似之处,常常引起许多患者的误解,以为这两种病是一回事。其实不然,前者是老年男性的一种常见疾病,而后者是一种炎症性疾病,多数发生在中青年。但有时候两者又可以同时存在且互为因果,给诊断和治疗带来一定的困难。

这里特别要指出的是,在老年患者中出现排尿困难的症状并不都是由良性前列腺增生引起的。因为,在前列腺有炎症时,前列腺组织会发生充血、肿胀,也会压迫前列腺尿道而引起排尿困难的症状,同时还会有尿频、尿急的症状。对这部分患者,首要的问题是治疗前列腺炎,只要前列腺炎治愈了,排尿困难的症状就能得到缓解。因此,千万不要把前列腺炎时出现的排尿困难症状当作良性前列腺增生来处理。否则,非但炎症得不到控制,排尿困难的症状也不可能得到缓解。

当然,有些老年人前列腺有轻度增生,平时虽有排尿困难的症状,但并不明显,自己也不以为然。在排尿不畅和机体抵抗力降低的情况下,很容易引起前列腺炎。一旦发生前列腺炎,就会加重原来的排尿困难症状。对这些患者应当在前列腺炎治愈后继续作一些必要的检查,并密切观察病情的进展,还要及时治疗良性前列腺增生。不然的话,就会耽误良性前列腺增生的治疗。此外,千万不能在前列腺有炎症时进行前列腺切除手术。

最近的证据说明前列腺增生是一种免疫炎性疾病。前列腺炎可以刺激腺体细胞的增生,由未知刺激引起的炎症在前列腺内建立起一个炎症前的环境。炎症与前列腺增生的程度及病程有明显的关系。治疗炎症以控制局部生长因素的产生及组织的血管生长,在前列腺增生治疗中有重要的作用。

良性前列腺增生与前列腺癌有什么关系

    前列腺增生是一个良性的病变,它会不会转变为前列腺癌,目前尚没有明确的结论。由于前列腺增生和前列腺癌都是老年男性的疾病,它们在相似的内分泌、发生学和(或)环境影响下发展(例如:前列腺癌中有 75% 伴有前列腺增生)。因此,人们提出前列腺增生会不会变成前列腺癌这样的问题是完全可以理解的。

    一般说来,前列腺增生和前列腺癌发生的部位不同。前者主要发生在前列腺的两侧叶和中叶,而后者则主要发生在后叶。所以,很难说两者之间有什么明确的因果关系。尽管如此,由于良性前列腺增生和前列腺癌在临床表现方面有很多相似之处,对于良性前列腺增生患者,还是要警惕有发生前列腺癌的可能。有人通过定量图像分析发现,前列腺中叶和侧叶增生压迫后叶,后叶先萎缩,以后又在萎缩的基础上再发生增生。前列腺的不典型增生(PIN)可致癌变,其细胞表现为一种连续的从量变到质变的互相关联的动态过程。应当指出的是,在良性前列腺增生的患者中前列腺癌的发病率比正常人高。据统计,前列腺增生发生原位癌的比率接近 5%。现在知道,临床上有一些所谓的"前列腺偶发癌"就是在良性前列腺增生手术治疗后作病理检查时才发现的。所以,良性前列腺增生患者应当经常作一些有关前列腺癌的筛查(如化验血 PSA 等),对因前列腺增生接受手术

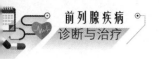

治疗的患者应仔细检查手术切除的标本,以免遗漏前列腺癌患者。

良性前列腺增生有哪些症状

临床上,良性前列腺增生的症状主要分为刺激性症状和梗阻性症状两大类,其中进行性排尿困难是良性前列腺增生的典型症状。具体表现为:

1. **膀胱刺激症状** 主要包括尿频、尿急和急迫性尿失禁。尿频是良性前列腺增生早期最常见的症状,开始时为夜间排尿次数增多,以后逐渐增加,严重时可影响患者的睡眠。以后白天也出现尿频。还可出现尿急症状,即一有尿意,就要立刻排尿;严重时,来不及跑到厕所,小便会不由自主地流出来了。这就是急迫性尿失禁。合并尿路感染时,还会出现排尿疼痛的症状。

2. **排尿梗阻症状** 前列腺增生时,增大的前列腺会像拦路石一样堵塞尿道,引起排尿困难。主要表现有排尿踌躇,就是在有尿意时不能立刻解出小便,需要等待一段时间才能解出来。还有尿线变细、排尿无力、射程不远,总有排尿不尽的感觉。随着病情的发展,出现尿流不能成线而呈滴沥状。如有受凉、饮酒、憋尿及应用其他药物(如阿托品)等诱发因素时,可突然发生小便完全不能排出的情况,就是急性尿潴留。

3. **其他症状** 前列腺增生严重时,前列腺表面的血管充血、扩张、破裂,可引起血尿。当膀胱内有大量剩余尿时,尿液可随时自行流出,在夜间熟睡时还会发生遗尿,这就是充盈性尿失禁。因为排尿困难而使腹压升高,而出现痔疮、脱肛、便血、腹股沟疝等。如合并结石、肿瘤、憩室等并发症时,还会出现相应的症状。如排尿困难长期得不到有效治疗时,会引起双肾积水,造成肾功能损害,因而出现食欲不振、贫血、血压升高等尿毒症的症状。

什么是下尿路症状

人体的整个泌尿系统分为上、下尿路两部分,肾脏和输尿管属于上尿路,下尿路则包括膀胱和尿道。所谓下尿路症状(LUTS)就是指患者在排尿过程中出现的包括尿频、尿急、尿痛、会阴部不适、排尿困难等一系列症状的总称。它可见于各种疾病,如膀胱出口梗阻(BOO)、膀胱过度活动(OAB)。它可分为3个部分:储尿期症状、排尿期症状和排尿后症状。储尿期症状是指膀胱在储尿期间出现的症状,包括尿频、夜尿、尿急和尿失禁,约占51.3%。排尿期症状是指在排尿过程中出现的症状,包括尿流变细、排尿踌躇和终末滴沥,约占25.7%。排尿后症状是指排尿结束后出现的症状,包括排尿不尽感和排尿后滴沥,约占16.9%。下尿路症状的发病率随年龄的增加而升高。

良性前列腺增生患者经常出现下尿路症状。许多患者也往往是因为出现这些症状而去就医的。但有这些症状并不一定就是良性前列腺增生。除了良性前列腺增生外,还有一些疾病(如

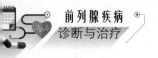

前列腺炎、尿道狭窄等)也可以有下尿路症状,医生会根据病史对患者进行仔细的检查,以确定患者究竟是否得了良性前列腺增生。

怎样早期发现前列腺增生

前列腺增生是一个逐渐发生的病理过程,前列腺的体积也是逐渐增大的。那么,我们怎样才能早期发现前列腺体积的增大并采取措施来延缓这个过程呢? 关键在于及时发现下尿路症状,并对此进行必要的检查,确定排尿的问题究竟出在什么地方? 千万不能对那些下尿路症状不当一回事。

什么是排尿踌躇

排尿踌躇是良性前列腺增生的常见症状。很多患良性前列腺增生的患者都有这样的体会,一有尿意就很急,仿佛小便马上就要解出来了,可等跑到厕所,一切准备就绪,却迟迟解不出小便,要等待一会儿才能解出来。这就叫排尿踌躇。

正常情况下,排尿时膀胱逼尿肌收缩,而括约肌放松,膀胱颈部和后尿道开放形成漏斗状,以利于尿液排出。但在前列腺增生时,由于前列腺压迫膀胱颈和后尿道,并且括约肌与逼尿肌的活动不协调,逼尿肌收缩时,括约肌不能随之松弛,膀胱颈部和后尿道不能很好开放,尿液就不能顺利排出。只有等待一段时间后,括约肌经过调整,逐渐开放,才能解出小便。

排尿时间延长的概念是什么

正常人的排尿时间一般为 20 秒左右。良性前列腺增生患者由于前列腺体积增大,压迫后尿道,使尿道阻力增加,并导致患者排尿时尿流缓慢,排尿时间相应延长。因此排尿时间延长是良性前列腺增生比较明显的早期症状之一。随着病情的发展,排尿时间也会越来越长。许多老年男性患者对良性前列腺增生的症状不够了解,以为年纪大了,体力减退了,排尿慢一点是正常现象。其实不然。怎样才能发现自己的排尿时间比以前延长了呢?我们当然不可能在小便时拿着秒表来计算时间,那怎么办呢?我们可以在公共厕所寻找一个年轻人作对照,如他解完小便离开厕所了,自己还在那里磨蹭,那就说明自己的排尿时间延长了,应该尽快到医院进行检查,以明确诊断。否则会耽误病情,造成更加严重的后果。

腹式排尿和间断排尿的概念是什么

正常人在排尿时,膀胱逼尿肌收缩所产生的压力足以将尿液顺利排出体外,一般不需要借助于腹部肌肉的力量。但在前

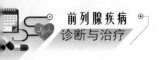
列腺增生时,由于尿道阻力增加,仅靠膀胱逼尿肌产生的压力就不够了,待到疾病后期,膀胱逼尿肌功能受到损害,不能产生足够的膀胱压力,就会出现排尿困难。这时,患者就会在自觉或不自觉的情况下,借助于腹部肌肉收缩的力量,增加膀胱内的压力以排出尿液,这就是腹式排尿。当梗阻很严重时,患者甚至会像解大便一样,需要用很大的力气,才能将尿液一点一点"屏"出来。由于老年人常常不能持续地腹部用力,导致排尿过程也不能连续,甚至需要放松一下、换口气、再继续排尿。有的患者在有尿意后,即使用力排尿,也不能将尿液一次排尽,又害怕刚离开厕所又要小便。于是,再屏气、用力,企图把膀胱内的尿液排尽。这样反复多次,直到自己认为已把尿液排尽为止。于是就表现为间断排尿。这种情况在年老体弱的患者中更为明显,一次排尿甚至会持续好几分钟。我们应该对腹式排尿引起足够的重视。

夜间排尿次数增多的概念是什么

正常人 24 小时内的排尿次数随饮水量多少的变化而变化。在正常饮水的情况下,一般为白天 3~4 次,夜间 0~1 次。如果饮水量增加,那么排尿的次数也会增加。然而,良性前列腺增生患者即使在正常饮水的情况下,也会出现排尿次数增加的情况。这主要是由于以下几个原因:

1. 膀胱的有效容量减少。正常人的膀胱容量为 300~400毫升。当膀胱内的尿液达到这个容量时,就会产生尿意。良性前列腺增生患者由于排尿困难,每次排尿时都不能把尿液排尽。这样,在排尿后膀胱内都会剩余一定量的尿液(我们称之为剩余尿)。这些剩余尿降低了有效的膀胱容量。当膀胱内再积聚一些尿液后,患者又会产生尿意。于是,无形之中就增加了排尿的次数。

2. 膀胱逼尿肌的敏感性增加。前列腺增生时,膀胱逼尿肌为了克服排尿时的阻力而呈反射亢进状态,逼尿肌的敏感性增加,稍受到一些刺激,就会产生尿意,使排尿次数增加。

3. 夜深人静时,外界的各种刺激和干扰都大为减少,患者对尿意的敏感性比白天高,稍有尿意就要小便。此外,人体副交感神经的兴奋性在夜间比在白天高,由此而使膀胱逼尿肌的兴奋性也增高,导致夜间排尿次数增加。再者,夜间人处于平卧位,尿液对膀胱三角区的刺激作用增加,也可以诱发排尿次数增多。

虽然良性前列腺增生的患者主要表现为排尿困难的症状,有些患者却是以夜间排尿次数增加作为第一个症状而来就诊的。有的患者夜间排尿3~4次,多的可达7~8次,老年人夜间的睡眠质量本来就很差,这样一来更严重影响了患者的休息。因此,泌尿外科医生十分重视患者对夜间排尿次数增加的主诉,并把它作为良性前列腺增生的早期信号。同时,也把夜间排尿次数的变化作为评定药物治疗效果的一个指标。

良性前列腺增生时为什么会出现血尿

血尿是良性前列腺增生的一个较常见的症状。这是由于随

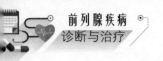

着前列腺体积的增大,前列腺表面的黏膜内毛细血管出现充血、扩张、扭曲。当受到膀胱收缩或增大的前列腺牵拉时,这些毛细血管就会破裂,引起血尿。

良性前列腺增生出现血尿主要见于下列几种情况:①由于前列腺腺体牵拉、排尿、压迫等引起的自发性出血。常在无明显诱因的情况下突然发生。②由于器械损伤引起。如行膀胱镜检查、导尿、尿道扩张后发生。③有些急性尿潴留患者在导尿时放尿太快,膀胱内压力迅速下降致小血管破裂,引起出血。

良性前列腺增生引起的血尿多为排尿终末血尿,较严重时可以呈全程无痛性肉眼血尿,甚至在膀胱内形成大量血块。血块堵塞时可造成急性尿潴留。

出血量较小时,可给予口服止血药物治疗。如大量出血且血块充满膀胱时,需经膀胱镜将血块冲洗出来,并留置导尿管,持续冲洗膀胱,同时给予止血和抗休克治疗。出血不能控制而又条件许可时,可以急诊手术切除前列腺。

尿线分叉及终末尿滴沥的概念是什么

良性前列腺增生患者会出现排尿困难的症状。实际上,排尿困难只是许多症状的一个总称。它包括排尿踌躇、尿线变细、尿线分叉、终末尿滴沥、间歇排尿和急性及慢性尿潴留等。

由于增生的前列腺压迫尿道,患者必须用力才能把尿液排出体外。尿液加速通过受压的前列腺尿道时,会产生涡流,使尿液在冲出尿道外口时形成尿线分叉的现象。

在排尿困难达到一定程度时,由于前列腺增生压迫前列腺尿道使患者排尿无力,排出的尿液不能呈抛物线状,不能一次将尿排尽,特别是排尿终末时,有一部分尿液积聚在尿道内,只能依靠重力流出尿道,而表现为终末尿滴沥。

什么是充盈性尿失禁

尿液不受主观控制而自尿道口溢出或流出,称为尿失禁。一般多由于神经或括约肌损伤导致括约肌功能丧失而产生。而充盈性尿失禁则恰恰相反,不是由于括约肌关不住小便引起的,而是由于尿液排不出去,膀胱内尿液存留过多而引起。

充盈性尿失禁经常发生在前列腺增生的患者中。增大的前列腺压迫尿道,使尿液排出困难,每次排尿都不能排净膀胱内的尿液,就产生了剩余尿。当剩余尿越积越多,膀胱内压力超过尿道闭合压时,尿液就不由自主地流出来了。

充盈性尿失禁给患者的生活带来了很多不便。许多老年人经常在不知不觉中尿湿裤子或床褥,而不得不像婴儿一样,整天要兜一块尿布。夏天,尿液的骚味会令人难以接受;冬天,冰凉的尿液湿透内裤更令老年人痛苦万分。这些老年人因此而不敢喝水、不敢上街,更不敢外出旅游。他们的生活质量极差,十分痛苦和烦恼。

出现充盈性尿失禁说明病情已是晚期,应该尽快进行手术

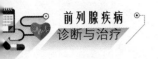
治疗以解除尿路梗阻。

膀胱逼尿肌的功能障碍有哪些表现形式

　　前列腺增生在早期可造成膀胱颈部梗阻,引起排尿困难等症状。随着病情的发展,为了克服前列腺增生造成的阻力,膀胱逼尿肌不堪重负,功能会进一步受损,而产生更为严重的症状和损害。前列腺增生引起的逼尿肌功能变化包括:

　　1. 逼尿肌不稳定　又称为不稳定性膀胱。是指膀胱内尿液充盈时,自发或在条件诱发下出现膀胱逼尿肌的不自主收缩。这主要是前列腺增生造成膀胱颈部梗阻后,排尿时膀胱内压升高,久而久之,引起膀胱壁内神经节以及逼尿肌细胞改变,使逼尿肌反射亢进而引起的。在临床上就表现为尿频、尿急或急迫性尿失禁。

　　2. 逼尿肌收缩功能受损　逼尿肌收缩是排尿的动力。正常情况下,膀胱逼尿肌的活动协调一致,快速而有力地收缩,以排空膀胱内尿液。在前列腺增生时,膀胱颈部梗阻可引起膀胱逼尿肌广泛的肌细胞变性,使其收缩功能降低。平滑肌细胞肥大且与邻近细胞交织在一起,影响各自的收缩功能。细胞间隙充满大量的胶原纤维,影响肌细胞间的协同收缩。细胞间紧密连接明显减少,使整个逼尿肌的活动不能协调一致、不能产生快速有力的收缩。此外,膀胱壁内神经轴突变性,将削弱由神经冲动激发的逼尿肌收缩,并进一步加重排尿困难,势必影响膀胱排空功能,导致剩余尿量增多。

3. **膀胱顺应性改变**　膀胱顺应性是指膀胱对容量增加的耐受力。正常情况下,当膀胱容量在从零到最大膀胱容量范围内快速变化时,膀胱内压会保持相对稳定。直到膀胱容量达到一定量时,膀胱内压才会急剧升高而出现尿意。前列腺增生引起膀胱逼尿肌功能改变时,会导致膀胱顺应性改变,分别表现为低顺应性膀胱或高顺应性膀胱。

低顺应性膀胱是指在储尿期,膀胱容量的少量增加就可产生较高的膀胱内压。多因逼尿肌严重纤维化、僵硬、舒张功能下降所致。这种膀胱的容量多小于300毫升,膀胱内压长期维持高水平,势必影响输尿管壁段的抗反流机制,引起膀胱输尿管反流,导致上尿路积水和肾功能损害。

高顺应性膀胱是指膀胱即使过度充盈,其内压仍始终维持在低水平状态,常伴有膀胱感觉功能障碍及膀胱容量增大。这是由于前列腺增生引起膀胱逼尿肌退行性变,使收缩功能下降,加上增宽的肌细胞间隙积聚大量弹性纤维,使其膀胱壁伸展性增大。高顺应性膀胱会导致大量剩余尿,引起尿路反复感染及膀胱结石,也会对上尿路产生影响。

前列腺的体积与良性前列腺增生有哪些关系

一般人认为,既然良性前列腺增生是由于前列腺体积增大引起的,那么前列腺长得越大,病情自然就越严重,但实际情况

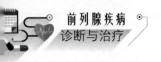

并非如此。

首先,下尿路梗阻的程度并不完全取决于前列腺腺体的大小,而取决于增生的部位。当增生部位靠近尿道周围,并向尿道内突出或突向膀胱时,就会压迫尿道或在膀胱颈部形成一个球形活瓣(特别在中叶增生时)。这时,就会产生明显的排尿梗阻症状。前列腺中叶增生时,即使增生的前列腺组织并不太大,但造成的梗阻却很明显。而当前列腺主要向外生长时,即使腺体长得很大,在作直肠指检时也可摸到一个很大的前列腺,但却不一定产生明显的排尿梗阻症状。

其次,人的排尿过程看似简单,其实是在许多组织器官相互协调、神经肌肉相互作用下完成的复杂生理活动,包括神经反射、膀胱逼尿肌收缩及稳定性、逼尿肌和尿道括约肌的协调作用等。由于每个人在这些方面的差异,也使得患者出现的症状与其前列腺大小并不完全吻合。

再者,良性前列腺增生对人体的损害程度也是因人而异的。一些患者梗阻虽较严重,但由于膀胱逼尿肌代偿功能较好,暂时还没有出现逼尿肌功能损害和剩余尿,病情就较轻。而有些患者病程较长,虽然前列腺增生并不很严重,但膀胱逼尿肌已经失代偿,就会出现大量剩余尿,引起很多并发症,甚至造成肾功能损害,那么病情就相当严重了。

由此可见,不能把前列腺体积的大小作为判断前列腺增生是否引起梗阻及梗阻程度的唯一标准。有些身材高大的人,在B超检查时发现前列腺体积大,则根本不能算前列腺增生。

良性前列腺增生有哪些并发症)

　　良性前列腺增生如果得不到及时治疗,随着病情的进一步发展,会产生许多并发症。这些并发症主要有:膀胱感染、膀胱结石、膀胱憩室、膀胱肿瘤、尿失禁、急性和慢性尿潴留、输尿管和肾积水、腹股沟斜疝和直疝、痔疮及脱肛、慢性肾功能不全等。这些并发症会给患者带来不同程度的严重后果。

　　膀胱感染是由于排尿困难,膀胱内有一定量的剩余尿。这些剩余尿就为细菌生长繁殖创造了良好的条件(特别是在合并糖尿病时)。在机体抵抗力降低时,就会引起膀胱感染,从而出现尿频、尿急、尿痛、血尿、脓尿等症状。

　　膀胱结石的发生也与尿液的潴留有关。尿液中的小晶体及其他小颗粒都会在膀胱内积聚。由于这些颗粒不能随尿液及时排出体外,就逐渐增大,进而形成结石。良性前列腺增生合并的膀胱结石一般都是圆形或椭圆形,其成分大多为尿酸或尿酸钠,合并膀胱感染时还可以含有磷酸镁铵。排尿时结石会对尿道内口造成不同程度的创伤并产生排尿中断的症状。我们曾遇到膀胱完全被多达 200 多枚结石填满的病例。但如果前列腺明显突入膀胱,在患者站立时结石往往处于前列腺周围相对较低的位置,而不能堵塞尿道内口,这样就不一定会出现排尿中断的现象。

　　膀胱肿瘤的发生与良性前列腺增生时尿中致癌物质与膀胱

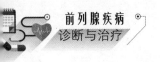

黏膜接触时间延长有关,同时存在的尿路感染、膀胱结石及憩室又可促使膀胱黏膜癌前病变的发生,并最终导致膀胱肿瘤的发生。

前列腺增生引起长期的排尿困难可使膀胱逼尿肌肥厚,这时膀胱壁上可以出现许多小梁、小室。如果梗阻长期得不到解除,膀胱内压力持续增高,小室就会增大并向外突起,形成憩室。憩室的壁很薄,没有逼尿肌,憩室内尿液往往不能排尽,而成为细菌、结石及肿瘤生长的良好场所。

良性前列腺增生时合并的尿失禁主要是充盈性尿失禁。就是说在膀胱内尿液积聚太多,膀胱内压力逐渐增高,一旦膀胱内压力超过尿道的阻力时,尿液就会不由自主地从尿道口流出。这种情况与压力性尿失禁、急迫性尿失禁有本质上的区别。前者是由于尿道阻力降低而不能控制排尿所造成的,而后者则是由于各种神经原因所造成的。

急性尿潴留是良性前列腺增生发展到晚期的一个常见并发症。其表现为患者突然不能解出小便,非常痛苦。这时患者会去医院急诊就诊。它通常是在慢性尿潴留的基础上发生的,尤其在感冒、劳累、过量液体摄入、饮酒、性生活、憋尿以后发生;有时也可因为其他疾病而应用阿片类制剂、肾上腺能制剂或抗胆碱能制剂等药物后诱发急性尿潴留。

腹股沟斜疝和直疝、痔疮及脱肛的发生都与排尿时腹腔内压力增高有关。因此,对老年男性患者的腹股沟斜疝和直疝、痔疮及脱肛,手术治疗前必须弄清楚是否有良性前列腺增生。如有,则应首先或同时治疗良性前列腺增生。否则,只修补疝气而不治疗良性前列腺增生，那就是"治标不治本"，必然会导致手术的失败。

良性前列腺增生最为严重的并发症是慢性肾功能不全。这是由于前列腺增生所造成的膀胱内压力升高导致膀胱输尿管反流，影响到输尿管、肾脏，引起这两个器官的积水，并最终使肾功能受到破坏，导致慢性肾功能不全。此时，患者如仍得不到及时治疗，就会发展为尿毒症，危及生命。近年来，由于医疗水平的提高，这种患者已经很少见了。

由此可见，良性前列腺增生如果不及时治疗，后果是十分严重的。问题在于许多患者对良性前列腺增生的这些并发症没有正确的认识，个别患者甚至"见怪不怪"，以为自己年龄大了，小便就会不通畅了，从来也没想过去医院看病。令人不解的是，尽管现在生活条件好了、医疗条件也改善了，但我们至今仍可在临床上见到有很多良性前列腺增生患者已经出现严重的并发症（如血尿、膀胱结石、急性尿潴留，甚至逼尿肌功能受损），错过了治疗的最佳时机。希望大家能吸取他们的教训。尤其是子女应该主动关心老人的身体健康，常回家看看，及时发现问题，及时就医。

良性前列腺增生为什么会合并急性附睾炎

良性前列腺增生发展到晚期，尿路梗阻的症状逐渐加重并最终发展为尿潴留。尿液滞留在膀胱内就容易滋生细菌。俗话

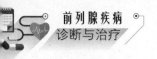

说："流水不腐,户枢不蠹。"膀胱内积聚的剩余尿很容易成为尿路感染的诱因。随着梗阻程度的加重,尿路感染的机会也与日俱增。此时,膀胱壁上大量的大小不一的小梁、小室(乃至憩室)就成为细菌的"藏污纳垢"之地,一旦发生尿路感染,往往难以治愈。还由于膀胱内压力相对较高,感染的尿液会循前列腺导管反流至输精管,最后到达附睾尾部,引起急性附睾炎。关于这一点,最强有力的证据是:从良性前列腺增生患者的输精管内培养出的细菌与其膀胱内尿液中的细菌是同样的。

有的良性前列腺增生患者,由于排尿困难而不得不依靠留置导尿管来解决排尿问题。对于急性尿潴留的患者,为了及时把尿液引流出来,医生给他插了导尿管,这个导尿管一般需要保留1周后才能拔除。正是这个导尿管,却可能成为急性附睾炎的罪魁祸首!原来,留置导尿后,在解决了排尿问题的同时,却影响了前列腺导管的引流。尽管应用了抗生素预防感染的发生,但残留在膀胱及尿道内的细菌还是可以逆行进入前列腺导管,并循输精管到达附睾尾部,引起急性附睾炎。

对这些患者,除了应用抗生素外,最好的办法是在感染治愈后及时切除前列腺,从根本上解决尿路感染的问题。

良性前列腺增生的诊断依据是什么

良性前列腺增生的诊断是比较容易的。关键在于医生在确定是否需要治疗及怎样治疗之前,必须对患者有一个全面的估计,即有一个完整的诊断意见。诊断良性前列腺增生应该包括以下几个方面:①排尿紊乱的情况(国际前列腺症状评分、生活质量评分);②尿道的情况、前列腺的体积、尿道梗阻的定位及膀胱肌肉功能的状况等;③膀胱病理改变和功能受损、膀胱本体感觉、膀胱功能稳定情况、逼尿肌收缩功能受损及膀胱顺应性;④膀胱、尿道功能的协调程度;⑤上尿路病理改变和功能状况;⑥下尿路梗阻所致的并发症;⑦合并的尿路其他疾病(如:并发膀胱肿瘤等);⑧患者的全身情况(如:心血管、肺、脑的疾病及糖尿病等);⑨组织学良性前列腺增生与临床良性前列腺增生的区别(主要与神经源性膀胱功能障碍鉴别)。只有对这些问题都有明确的认识后,才能对患者实施正确的治疗。

什么是国际前列腺症状评分

国际前列腺症状评分(I-PSS)是目前国际公认的评价良性前列腺增生患者症状严重程度的一种指标,由美国泌尿外科学会衡量委员会制定,并于 1993 年正式在全世界应用。I-PSS 是根据患者回答有关排尿症状的 7 个问题而得出的,因此是良性前列腺增生患者下尿路症状严重程度的主观反映。每题有 0～5 共6 个评分段,患者可根据症状的严重程度选出 6 个评分中的一个,总分从 0～35 分(无症状～非常严重的症状)。结果可分为:0～7 为轻度症状;8～19 为中度症状;20～35 为重度症状。(见表)

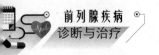
国际前列腺症状评分表(I-PSS)

在过去一个月中有无以下症状?	没有	在每5次中					评分
		少于1次	少于半数	大约半数	多于半数	几乎每次	
1. 是否经常有尿不尽感?	0	1	2	3	4	5	
2. 两次排尿间隔是否小于2小时?	0	1	2	3	4	5	
3. 是否经常有间断性排尿?	0	1	2	3	4	5	
4. 是否经常出现排尿不能等待?	0	1	2	3	4	5	
5. 是否经常出现尿线变细?	0	1	2	3	4	5	
6. 是否经常需要用力才能开始排尿?	0	1	2	3	4	5	
	没有	1次	2次	3次	4次	4次以上	
7. 夜间需要起来排尿几次?	0	1	2	3	4	5	

I-PSS总分＝

　　患者在回答这7个问题时,首先,应回忆1个月前的排尿情况,所有问题是根据一个月前的症状来评分的,例如:医生问是否有排尿不尽感,是指一个月前是否有刚排完尿又想排尿的症状? 如果有,那么在一个月前这种感觉一天发生的频率大概是多少。也就是说,当时如果一天排尿10次,发生排尿不尽感的排尿次数是多于一半还是少于一半,或是更多、更少。其次,要正确理解医生所提出的问题,例如:排尿后2小时是否又要排尿,是指患者一天中发生排尿间隔少于2小时的频率。最后将自己所记得的情况如实告诉给医生。回答时如感到有疑问应多向医生咨询。

对良性前列腺增生患者为什么要作经直肠指检 ⊃———

经直肠指检是诊断良性前列腺增生时必须要做的一项基本检查。通过直肠指检除了可以对前列腺增生情况有一个直接的、初步的了解外，更重要的是可以了解是否存在前列腺癌。国外学者临床研究证实，直肠指检时怀疑有异常的患者中最后确诊为前列腺癌的有 26%～34%。

应该指出的是，直肠指检时所能触及的仅是前列腺的背面，并不能了解前列腺的全貌，而每位检查者的主观感觉也不尽相同，因此经直肠指检只能作为初步的参考。

良性前列腺增生患者为什么要作经直肠 B 超检查 ⊃———

B超检查是诊断良性前列腺增生最常用的影像学方法。检查时膀胱需要充盈。经腹部B超扫描可清晰显示前列腺增生，尤其是凸入膀胱的部分。B超检查还可以估计剩余尿量。但由于经腹B超时探头与前列腺的距离较远、对前列腺内部结构分辨度差，故现在除一些特殊情况(如因直肠癌后肛门闭塞者)外，一般都采用经直肠B超检查前列腺。

经直肠B超检查前列腺由于超声探头更贴近前列腺，能更准确地了解前列腺大小、内部结构(特别是是否有前列腺癌的可

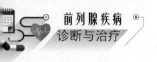

能)、前列腺与膀胱的关系,对于前列腺疾病的诊断有特殊的意义,现已成为前列腺疾病的常规检查。

怎样对待体格检查时报告的前列腺增生

现在,很多单位都为职工安排了体格检查。不少人拿到体检报告时会看到这样的结论:"前列腺增生,建议泌尿外科就诊"。其中不乏一些年龄为 40～50 岁者。对这些人其实根本不用担心,因为前列腺增生是老年人得的病。

既然这样,作 B 超检查的医生为什么就轻易给别人戴上"前列腺增生"的帽子呢?体格检查时,作 B 超检查的医生通常无暇观察被检查者的身材,只要前列腺的体积超过一定的数字,就报告"前列腺增生"了。其实这是很不妥当的。因为同样体积的前列腺对于身高 180 厘米和 150 厘米的两个人来说,意义是完全不同的。对前者来说前列腺不算大;而对后者来说前列腺就很大了。更重要的是,前列腺增生是否造成尿路梗阻还不完全取决于前列腺的体积。只要大家正确对待,也就可以坦然处置了。

良性前列腺增生患者在什么情况下才需要作 X 线检查

并非每个良性前列腺增生的患者都要作 X 线检查。初诊为良性前列腺增生且无其他疾病的患者,如临床上出现下列症状时,可建议患者作 X 线检查:①既往或现在有尿路感染;②出现过血尿;③有泌尿系结石;④肾功能减退;⑤怀疑梗阻已累及上尿路;⑥病史不典型时。

X 线检查主要采用 KUB 平片和排泄性尿路造影(IVU)。KUB 可以查看患者有无泌尿系结石,尤其有无合并膀胱结石;IVU 则能显示从双肾一直到膀胱的影像。当前列腺增生时,IVU 片上可见膀胱底部抬高、增宽;两侧输尿管口间距增大;输尿管下段呈钩型弯曲;肾和输尿管积水。另外,在怀疑尿道狭窄时可行逆行尿道造影、排尿期膀胱尿道造影。在尿道造影时,前列腺增生的患者可表现有后尿道延长,变窄,膀胱底部可见光滑的负影;排尿期膀胱尿道造影则可以观察有无膀胱输尿管反流等。总之,进行 X 线检查可以使医生全面了解患者情况,从而制定出最佳治疗方案。

良性前列腺增生患者为什么要测定前列腺特异抗原与游离前列腺特异抗原

良性前列腺增生时有没有合并前列腺癌是医生和患者都十分关心的问题,特别是在近年来前列腺癌的发病率日渐升高的情况下,两者的鉴别就显得更为重要。测定血清前列腺特异抗原(PSA)和游离前列腺特异抗原(fPSA)的目的就是为了鉴别这两种疾病的。它们与前列腺指检、经直肠 B 超相结合是当今诊

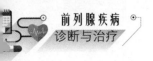
断前列腺癌的最佳方法。在前列腺较硬、有结节和（或）血清 PSA ＞ 10 ng/ml 或血清 PSA ＞ 4 ng/ml 而 fPSA/PSA ＜ 0.15 时，应怀疑有前列腺癌，并进行前列腺穿刺活检。

所以，对怀疑有前列腺癌可能的良性前列腺增生患者，在治疗过程中应定期测定血清 PSA 和 fPSA，以排除前列腺癌的可能。一旦诊断为前列腺癌，就应立即改变患者的治疗方案。

良性前列腺增生患者为什么要作尿动力学检查

尿动力学检查可较完整地对尿道和膀胱出口梗阻的程度、膀胱逼尿肌的功能情况作出客观的量化的评价。它在良性前列腺增生患者的检查中占有极其重要的地位。

首先进行尿流率测定。尿流率检查通常主要测定四项数据：最大尿流率、平均尿流率、排尿时间及尿量。其中最重要的诊断指标为最大尿流率。由于膀胱内的尿量对尿流率的测定有一定的影响，因此，在进行尿动力学检查前，应嘱患者充分饮水，以尿量达到 250～400 毫升并产生尿意为最佳，至少要有 150～200 毫升。否则，会影响检查的结果。50 岁以上的男性最大尿流率以＞15 毫升/秒为正常。当最大尿流率＜10 毫升/秒时，就要考虑有下尿路梗阻性疾病的可能，需作进一步检查。

除尿流率测定外，还要作下列检查：①充盈性膀胱测压；②尿道压力图；③压力/流率同步检查；④排尿性尿道压力图；

⑤压力/尿道外括约肌肌电图同步检查。

　　尿动力学检查的意义在于明确患者是否存在膀胱出口梗阻、逼尿肌顺应性和收缩功能以及尿道括约肌的功能状态。它对合理选择手术病例,提高手术效果有重要的价值。此外,尿动力学检查还有以下作用:①鉴别引起排尿困难的原因。因为膀胱无力、逼尿肌/尿道括约肌协同失调及不稳定膀胱也可产生尿频、夜尿等排尿困难的症状。尿动力学检查可提供可靠的鉴别诊断。②确定良性前列腺增生所致尿路梗阻的程度和膀胱逼尿肌的功能,以根据情况选择治疗方法、预测手术后的疗效和并发症。③确定梗阻部位,指导选择术式。④评价治疗结果。

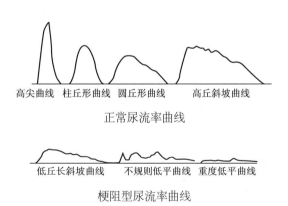

高尖曲线　柱丘形曲线　圆丘形曲线　高丘斜坡曲线

正常尿流率曲线

低丘长斜坡曲线　不规则低平曲线　重度低平曲线

梗阻型尿流率曲线

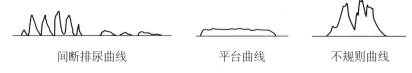

间断排尿曲线　　　　平台曲线　　　　不规则曲线

图4　各种类型的尿流率曲线图

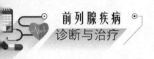

良性前列腺增生患者为什么要作剩余尿量测定

剩余尿是指在排尿后膀胱内残留的尿量。正常人每次排尿均能把膀胱内的所有尿液排尽,剩余尿量应为 0。而良性前列腺增生患者由于尿路梗阻和膀胱逼尿肌功能减退,排尿时不能一次将膀胱内的尿液排空,而出现数量不等的剩余尿。剩余尿的出现意味着病情发展到了一个较为严重的阶段。一般认为,剩余尿量达 50～60 毫升即提示膀胱逼尿肌已处于早期失代偿状态。如经药物治疗后剩余尿仍不见减少或剩余尿反而增多,就说明药物治疗无效,需要进行手术治疗了。但是由于膀胱逼尿肌可通过代偿以克服增加的尿道阻力,将膀胱内尿液排空,因此在前列腺增生的早期,无剩余尿并不能排除下尿路有梗阻的存在。

测定剩余尿的方法有导尿法和 B 超法。以排尿后导尿测定剩余尿的方法最准确,但有一定的痛苦,患者常不愿接受。用经腹 B 超测定剩余尿量,方法简便,患者毫无痛苦,且可重复进行,是目前最常使用的方法。测定剩余尿量前,患者应尽力将尿液排净,且在排尿后立即检查,不能等待,以减少误差。有的患者在作 B 超检查前为了使膀胱充盈而大量饮水,排尿后虽能排净小便,但因很快又有尿液产生,轮到检查时,由于"惯性"的作用,会出现有剩余尿的假象。实际上这些患者并没有剩余尿或只有很少剩余尿,这种情况应予注意。如对 B 超的检查结果有异议,必要时可让患者第二天在正常饮水的情况下重复检查,以获得准确的结果。

什么是压力-流率同步测定

压力-流率同步测定是根据欧姆定律的主要原理 $R=P/Q$（R 表示阻力，P 代表压力，Q 代表流率），同步记录充盈期和排尿期的膀胱压、直肠压和尿流率，用以反映膀胱逼尿肌功能和膀胱出口梗阻的程度，是目前诊断膀胱出口梗阻及程度的"金标准"。

进行该项检查时，需分别经尿道置入膀胱测压管及经肛门置入直肠气囊测压管，将这两根测压管分别与体外的压力传感器连接。患者取坐位、立位或蹲位。以均匀的速度向膀胱内灌注液体，达到最大尿意量时嘱患者尽最大努力排尿，连续记录充盈期和排尿期的膀胱压、直肠压和尿流率。以膀胱压减去直肠压即可得到膀胱逼尿肌压力曲线，可分析逼尿肌的稳定性和收缩功能。

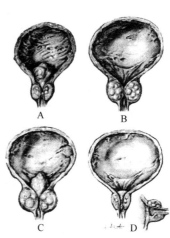

图5　前列腺各叶增生时与膀胱及尿道的关系

根据膀胱逼尿肌压力曲线和尿流率曲线的相互关系，可判断是否存在膀胱出口梗阻及程度。

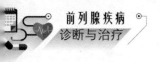

良性前列腺增生患者什么情况下
需要作膀胱镜检查

在当前各种诊断技术十分先进的情况下,并非每个良性前列腺增生患者都需要作尿道膀胱镜检查。但在怀疑良性前列腺增生患者合并尿道狭窄、膀胱内占位性病变时,还是应行此项检查。通过尿道膀胱镜检查可以了解以下情况:①前列腺增大所致的尿道或膀胱颈梗阻特点;②膀胱颈后唇抬高所致的梗阻;③膀胱小梁及憩室的形成;④膀胱结石;⑤剩余尿量测定;⑥膀胱肿瘤;⑦尿道狭窄的部位和程度。

一般情况下,在膀胱镜检查时,尿道内口呈圆形。前列腺增生时,尿道内口的形态发生改变。如两侧叶同时增生挤压尿道,前列腺尿道可呈线状;如为一侧叶增生更明显时(无论是左、右侧叶还是中叶),则可见该叶前列腺突起并挤压尿道。观察前列腺与膀胱的关系以及合并的膀胱病理改变对选择手术方式有一定的指导作用(尤其是计划进行经尿道前列腺切除术时)。合并有前列腺结石时可以在前列腺的表面看到黑色点状的结石。

应当指出的是,在前列腺增生时作膀胱镜检查有时会有一定的困难。这主要是由于增生的前列腺挤压尿道使膀胱镜通过困难。如膀胱镜通过有困难而又必须进行膀胱镜检查时,可以选用0°内窥镜在直视下将膀胱镜导入膀胱,然后更换目镜进行观察。千万不能强行插入膀胱镜,否则会引起前列腺尿道的损伤(如出血、假道等)。这不仅会影响膀胱镜的观察,还会引起一些并发症,给以后的处理带来一定的困难。此外,当前列腺中叶增生明显时,可以突入膀胱,会影响对膀胱三角区的观察。此时,隐藏在前列腺后面的结石、肿瘤都不易被发现。

良性前列腺增生患者要作哪些实验室检查

良性前列腺增生的实验室检查主要包括尿常规检查、肾功能检查和血清 PSA 及 fPSA 检查。尿液分析用来判断患者有无血尿、蛋白尿或脓尿、尿糖。测定血糖、血清尿素氮和肌酐,可了解前列腺增生是否已经引起肾功能损害。PSA 检查是鉴别前列腺癌的重要方法之一,PSA > 4.0 ng/ml 以上时应作进一步检查,以排除前列腺癌。

良性前列腺增生的治疗方法有哪些

目前治疗良性前列腺增生的方法有:

1. 观察等待

观察等待是一种非药物、非手术的治疗措施,包括患者教育、生活方式指导、随访等。因为良性前列腺增生是一种进行性的良性增生过程,其发展过程比较难以预测,经过长时间的随访,良性前列腺增生患者中只有少数可能出现尿潴留、肾功能不

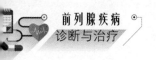

全、膀胱结石等并发症。因此,对于大多数患者来说,观察等待可以是一种适当的处理方式,特别是患者生活质量尚未受到下尿路症状明显影响的时候。观察等待的时间大约为半年。

2. 药物治疗

适用于有轻、中度症状的良性前列腺增生患者。药物治疗的近期目标是缓解下尿路症状,远期目标是延缓疾病的临床进展,预防并发症的发生。药物治疗的总体目标是在减少药物治疗不良反应的同时保持患者较高的生活质量。

3. 手术治疗

重度良性前列腺增生患者,下尿路症状已明显影响患者的生活质量者,尤其是药物治疗效果不佳或拒绝药物治疗的患者可选择手术治疗。当良性前列腺增生导致以下并发症时也建议采用外科治疗:①反复尿潴留(至少在一次拔管后不能排尿或两次尿潴留);②反复血尿,5α-还原酶抑制剂治疗无效;③反复泌尿系感染;④膀胱结石;⑤继发性上尿路积水(伴或不伴肾功能损害)。现在绝大多数患者都接受了微创手术治疗。

良性前列腺增生患者如何进行观察等待

只有轻度下尿路症状(I-PSS 评分 ≤ 7)的患者,以及中度以上症状(I-PSS 评分 ≥ 8)但生活质量尚未受到明显影响的患者可以采用观察等待。因此,在接受观察等待之前,应进行全面检查以除外各种前列腺增生相关的并发症。

观察等待的内容包括：

1. 患者教育

应该向接受观察等待的患者介绍良性前列腺增生的相关知识，包括下尿路症状和良性前列腺增生的临床进程，特别应该让患者了解观察等待的效果和预后。

2. 生活方式指导

适当限制饮水可以缓解尿频症状，例如夜间和出席公共社交场合时限水，但每日水的摄入不应少于 1 500 ml。酒精和咖啡具有利尿和刺激作用，可以引起尿量增多、尿频、尿急等症状，因此应适当摄入酒精类和含咖啡因类饮料。指导排空膀胱的技巧，如重复排尿等。进行精神放松训练，把注意力从排尿的欲望中转移开。膀胱训练，鼓励患者适当憋尿，以增加膀胱容量和排尿的间歇时间。

3. 合并用药的指导

良性前列腺增生患者常因为合并其他全身性疾病同时使用多种药物，应了解和评价这些合并用药的情况，必要时在其他专科医师的指导下进行调整以减少合并用药对泌尿系统的影响及治疗同时存在的便秘。

4. 随访

观察等待过程中应进行定期的随访。观察等待开始后第6个月进行第一次随访，以后每年进行一次随访。随访的目的主要了解患者病情的发展状况，是否出现临床进展以及良性前列腺增生相关并发症和(或)绝对手术指征，并根据病情的变化改为药物治疗或外科治疗。

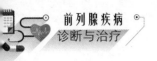
有哪些药物可以治疗良性前列腺增生

目前治疗良性前列腺增生常用的药物有三大类：

1. 雄激素抑制剂

因为良性前列腺增生的发生必须具备两个条件：①老年；②正常功能的睾丸。而我们知道前列腺是雄激素依赖器官，它的成长、发育、解剖结构与功能的维持都需要睾丸供给一定水平的雄激素。当双侧睾丸切除后因雄激素减少，前列腺会发生萎缩，细胞凋亡；如果再给以外源性睾酮，前列腺又能恢复正常大小。由此可见，雄激素在前列腺增生的发病过程中占有重要地位。雄激素抑制剂能降低体内雄激素活性、抑制前列腺的增生，从而使前列腺体积缩小。由于人体内产生的睾酮必须在5α-还原酶的催化下转换成双氢睾酮才能作用于前列腺并引起前列腺增生，故双氢睾酮才是真正对前列腺增生起作用的雄激素。

现在最常用的雄激素抑制剂是5α-还原酶抑制剂——非那雄胺（5α-还原酶Ⅱ的抑制剂）和度他雄胺（5α-还原酶Ⅰ和Ⅱ的抑制剂）。它们能抑制血浆中的5α-还原酶而降低双氢睾酮（DHT）水平。非那雄胺能减少体内双氢睾酮的水平，同时使血清雄激素水平保持正常。由于血浆睾酮不受影响，故不会影响性功能，也不影响性生活。非那雄胺对约半数的良性前列腺增生患者能显著改善症状，表现为前列腺症状评分降低、最大尿流率增加、前列腺体积缩小等。其最大优点是可长期服药、安全度高；能通过缩小前列腺体积而减少急性尿潴留的发生和对手术的需要。

非那雄胺的剂量为5毫克/日。治疗12个月后,可使血浆双氢睾酮减少70％,前列腺体积减少19％,最大尿流率增加1.6毫升/秒。一般用药半年后出现最大疗效。最新资料表明,长期应用(2～4年)后可使手术率降低55％,急性尿潴留的发生率降低57％。由于停药后症状又会复发,故需终身服用。由于其起效缓慢,故可先与α受体阻滞剂联合应用,待非那雄胺出现疗效后,即可停用α受体阻滞剂。

2. α受体阻滞剂

良性前列腺增生时,除增大的腺体可引起机械性梗阻外,前列腺部位的平滑肌张力增高也是导致排尿困难的重要因素,我们称之为功能性梗阻。这些平滑肌的张力是受肾上腺素控制的。研究证明,人体前列腺组织中的 α_1 受体有 α_{1a}-、α_{1b}-和 α_{1d}-三种亚型,尽管在前列腺增生组织中 α_{1a} 受体所占的比例最少,但前列腺平滑肌的收缩功能却主要是由 α_{1a} 受体介导的。

α受体阻滞剂能阻断肾上腺素与膀胱颈及前列腺内平滑肌上的α受体的结合,从而降低平滑肌张力,改善排尿状态,达到缓解排尿困难症状、解除下尿路梗阻的目的。由于它们同时也作用于血管平滑肌,容易发生体位性低血压,所以此类药物要在睡前服用。同样,它对于合并高血压病的患者,既能改善梗阻症状又能减低血压,有一举两得的功效。

常用的α受体阻滞剂有:

(1) 选择性 α_1 受体阻滞剂 阿夫唑嗪(又称桑塔,2.5毫克,每日3次)、特拉唑嗪(又称特拉唑嗪、高特灵,2毫克,每日1次)、

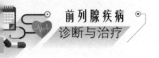

多沙唑嗪等。

（2）超选择性的 α_{1a} 受体阻滞剂　坦索罗辛（0.2 毫克，每日 1 次）。由于前列腺平滑肌的收缩功能主要是由 α_{1a} 受体介导的，所以，应用高选择性 α_{1a} 受体阻滞剂可以达到药效高而不良反应低的目的。研究证明，坦索罗辛可以提高前列腺增生患者的尿流率、改善下尿路梗阻症状、对血压、心率无明显影响；对伴有高血压的患者较其他 α_1 受体阻滞剂更安全，几乎不影响常规抗高血压药物的应用。

其他 α 受体阻滞剂还有：萘哌地尔（naftopidil 25 mg 每日 1 次）及西罗多辛（sildosin8 mg）每日 1 次。

3. 植物制剂

治疗良性前列腺增生的植物制剂很多，主要有：前列康、翁沥通、癃闭舒、泽桂隆爽等。

长期接受药物治疗的良性前列腺
增生患者应该注意哪些事宜

在治疗良性前列腺增生的方法中，药物治疗是最容易被患者所接受的。由于药物的种类繁多、疗效因人而异；更重要的是随病情的发展，药物治疗不一定都能取得很好的效果，更何况它还不能完全取代手术及其他治疗方法。所以，当良性前列腺增生患者在接受药物治疗时，应注意以下几个问题：

1. 所服的药物是否有效。这包括患者的自我感觉：服药后排尿是否较前通畅？排尿次数是否较前减少？如果症状有改善，就可继续服用。

2. 所服的药物是否有明显的不良反应。例如 α 受体阻滞剂常见的不良反应有头疼、头晕、鼻塞、直立性低血压等。如有明显的不良反应，可选用选择性强的 α 受体阻滞剂，以减轻不良反应的程度。首次服药应从小剂量开始，逐渐调整增加，以求获得最大疗效。尽可能在睡前服用，以减少发生直立性低血压的机会。

3. 有无同时服用同一种类型的两种药物。这样做的结果既会造成浪费，又会加重不良反应。

4. 是否还能继续服用药物治疗。这是患者在接受药物治疗时最应注意的一点。当患者经药物治疗后排尿困难的症状不见缓解反而加重，排尿次数增多，应及时到医院检查。如果出现急性尿潴留或剩余尿量大于 60 毫升，最大尿流率小于 10 毫升/秒，或者发现合并膀胱结石、膀胱憩室、膀胱肿瘤、腹股沟斜疝、肾功能损害时，都应放弃药物治疗，并接受手术治疗。千万不能因为害怕手术而盲目地、无限期地接受药物治疗。

5. 采用非那雄胺治疗良性前列腺增生达 12 个月后，血浆 PSA 浓度会下降 50％，故这些患者作 PSA 检查以排除前列腺癌时，PSA 的阈值应加倍。

良性前列腺增生患者用药有哪些误区

药物治疗是良性前列腺增生的一个主要的治疗方法，由于

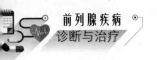

现在药物治疗的效果很好,需要手术治疗的患者越来越少了。但在临床实践中,经常有一些良性前列腺增生的患者不能正确服药,主要有以下几种:

1. 用药错误。治疗良性前列腺增生的药物主要有两类,这两种药物的作用是不同的。一种是使前列腺体积缩小的药物,如非那雄胺;一种是减少排尿阻力的药物,如特拉唑嗪及坦索罗辛。前者解决不了排尿困难的问题;而后者也不能使前列腺的体积缩小,两者不能相互替代。对良性前列腺增生患者来说,首先是要根据自己最需要解决的问题,或者说最严重的症状,来决定服用什么药物。如当前列腺体积很大时,可以选用非那雄胺。当然也可以选用一些类似的药物,如癃闭舒、翁沥通、前列康等药物。而主要需解决排尿困难时,则可以选用特拉唑嗪、坦索罗辛等。同一类的药物一般只能服一种,不能重复使用。在大多数患者中,联合应用这两种药物可以获得更好的效果。

2. 超期用药。有的患者因为害怕手术,期望通过吃药来治好良性前列腺增生,但盲目地长期服药则是不可取的。当然,有些药物(例如非那雄胺)是需要服用较长时间才能起作用的,但长期服药并不一定就能治好良性前列腺增生。有些药长期服用还会出现一些不良反应。例如长期服用特拉唑嗪和坦索罗辛会出现头痛、头晕、直立性低血压等不良反应。因此,在服药过程中,一旦症状缓解,或者发现出现不良反应,就应该逐渐减量,严重者还应该停药。更重要的是,如果不管病情有无好转,盲目长期服药,还会错失手术治疗的良机。如有的患者因膀胱的逼尿肌受到不可逆的破坏,以后即使手术做得很成功,也还是不能恢复正常的排尿;有的患者合并反复的泌尿系感染,给以后的治疗带来困难;有的人由于长期梗阻而造成输尿管和肾脏的积水,导致肾功能损害,甚至危及生命。应当指出的是,对一些合并有其他疾病如糖尿病、高血压、肺心病、心脏病的患者,更不能盲目长期服药,而应该选择适当的时候接受手术治疗,以免日后这些疾病的病情加重,失去手术治疗的机会。

3. 盲目用药。个别患者在发生尿潴留、解不出小便的情况下,不分青红皂白,就使用利尿药,以为这样就可以解出小便来,这就大错特错了。利尿药的作用是促进肾脏产生尿液,而不是解决将膀胱内的尿液排出体外的问题。在尿潴留的情况下应用利尿药,只会加快膀胱内尿液的积聚,其结果只能是"雪上加霜",使病情进一步加重,甚至有发生膀胱破裂的危险,严重时还会危及生命。

和许多外科疾病的治疗一样,在良性前列腺增生的早期,我们主张应用药物治疗。但在治疗期间应该定期到医院接受检查(例如 B 超检查、尿动力学检查等),以了解病情的变化及药物治疗的效果。如果药物治疗的效果很好,也没有发现不良反应,就可以继续服药。一旦确认药物治疗无效或者发现出现不良反应时,或者出现良性前列腺增生的并发症(如膀胱结石、肿瘤、出血等)时,就应听从医生的意见,及时接受手术治疗。

急性尿潴留怎样治疗

急性尿潴留是指患者突然完全不能自行解出小便。一旦发

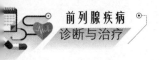

生急性尿潴留,就应当立即把患者送到医院处理。治疗急性尿潴留最好的办法是留置导尿,一方面及时把滞留在膀胱内的尿液排出来,同时也可以使过度扩张的膀胱得到一定程度的休息。如果在导尿后立即拔出导尿管,患者仍有可能因为膀胱逼尿肌功能没有得到恢复而再次发生尿潴留,而此时再插导尿管往往会有一定困难,增加患者的痛苦,所以最好留置导尿管,等病情缓解后再拔除导尿管。有些患者因为膀胱充盈过度,膀胱颈部与膜部尿道成锐角,无法插入硅胶导尿管,可使用金属导尿管导尿。还可以采用耻骨上穿刺抽尿的办法,以解燃眉之急。对估计今后还有可能发生急性尿滞留而又不能耐受前列腺手术的患者,也可立即施行耻骨上膀胱造瘘术。

留置导尿的患者应该注意哪些问题

对一些不能耐受手术治疗的良性前列腺增生患者,特别是高龄患者,由于经常合并较严重的其他疾病,如心脏病、脑中风、糖尿病等,患者的一般情况很差,无法接受手术治疗。为了解决其尿滞留的问题,医生会给其留置导尿管或放置耻骨上膀胱造瘘管。这些患者多数居家或在敬老院。于是,导尿管或耻骨上膀胱造瘘管的护理即成为患者家属或敬老院工作人员的一件非常烦恼的事。

长期留置导尿管或耻骨上膀胱造瘘管的患者,应该注意哪些问题呢?

1. 导尿管或造瘘管的移位及脱出。通常医生在放置导尿管或膀胱造瘘管后都有固定的措施。如果导管脱出,就需要重新放置。这不仅增加了费用,也给患者带来额外的痛苦。

导管的脱出主要原因及对策有:①患者意识不清,自己拔出导管。对这种患者应该注意监护,适当固定其双手,限制其活动。②翻身时不注意,把导管压在身体下面,不慎造成脱出。所以,在给这些患者翻身时要特别注意。

接造瘘管的尿袋应该挂在床沿,引流管不能有张力。这样患者在床上活动时就不会经常拉拽造瘘管。而且平时在搬动患者、扶患者起床、翻身时,要时刻记住造瘘管的存在。不能因为动作过大,拉出造瘘管。当患者可以自己行走时,引流带要在靠近造瘘口的部位固定在衣服上,这样不会因为活动时不小心而将造瘘管拉出。导管一旦脱出,应立即送医院再次置入导管。

2. 造瘘管堵塞。对各种原因造成的导管堵塞,需要及时处理。否则,膀胱内的尿液会从导管边缘溢出并污染被褥。造成导管堵塞的原因及对策有:①导管打折。由于导管的质量或其他问题会造成导管的打折从而造成导管堵塞。只要及时发现并弄直导管即可。②膀胱内的血块、脓块或脱落的坏死组织堵塞导管。可以先用手挤捏造瘘管,如果无效就用无菌注射器和生理盐水冲洗造瘘管。冲洗时要注意压力要适当。

3. 尿液浑浊。长期放置导尿管或膀胱造瘘管的患者经常会出现尿液浑浊,这主要与尿路感染以及导管本身对膀胱的刺激有关。多饮水以保证一定量的尿液,使膀胱内积聚的细菌和沉

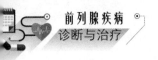
渣随尿液而冲走,这样可避免尿路感染的发生,也可避免造瘘管的阻塞。要定期进行膀胱冲洗。有条件时,可用生理盐水或呋喃西林溶液冲洗膀胱,一般可每周1～2次。这样可以有效地预防尿路感染和造瘘管堵塞。定期更换导管也是预防感染的重要方法。通常每个月更换导管一次,而集尿袋每周更换2次(夏天应勤换)。也可根据集尿袋的污染程度及时更换集尿袋,以免因尿液逆流而引起膀胱内的感染。

4. 血尿。长期留置在膀胱内的导管会因摩擦而刺激膀胱黏膜,产生慢性炎症,使之容易出血。如尿中带血,可嘱患者多喝一点水,观察一下尿液的颜色。重要的是要妥善固定导管,避免或减少导管对膀胱的刺激及损伤。

5. 伤口感染。长期留置造瘘管的患者需要定期更换造瘘口周围的纱布,具体时间视伤口的具体情况而定。对有感染的患者,可适当应用抗生素。要保持造瘘口的清洁,每天用乙醇擦净造瘘口周围的分泌物,保持伤口干燥,避免伤口感染。定期更换造瘘管:每30～45天更换造瘘管一次。即使造瘘管未发生阻塞也应更换。这样可以避免造瘘管老化而发生造瘘管的断裂以及导尿管表面尿盐沉着而形成结石使导尿管不能顺利拔出。

可能还会遇到其他的问题。关键在于家属及敬老院工作人员要增强责任心,体贴留置导管的老人的苦楚,给予这些老人更多的关怀。对身体条件还可以的患者,积极创造条件为其施行手术治疗,以解决其排尿的问题,就一劳永逸了。

留置导尿后多长时间可以拔除导尿管

对第一次留置导尿管的患者,一般可以留置1周。同时要服用非那雄胺及α受体阻滞剂。一周后可以试着拔出导尿管,观察患者能否自行排尿。如拔出导尿管后能立即自行排尿最好;不然的话,还得再次插入导尿管。再次留置导尿的患者需每月更换1次导尿管。

良性前列腺增生有哪些手术治疗的方法

到目前为止,手术治疗仍旧是彻底治愈良性前列腺增生的唯一方法。当良性前列腺增生发展到一定程度并有手术指征时,尤其是经过药物治疗效果不佳时,就应该选择手术治疗。良性前列腺增生的手术方法主要有:①经耻骨上或耻骨后的前列腺摘除术;②经尿道前列腺电切术和经尿道前列腺汽化术;③经尿道前列腺激光切除术;④经尿道前列腺剜除术;⑤双侧睾丸切除术;⑥耻骨上膀胱造瘘术。

良性前列腺增生患者如何选择治疗方法

良性前列腺增生患者在选择治疗方法时的心理不外乎:

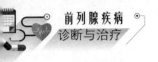

①尽量采用口服药物的方法;②万不得已只好接受手术治疗的患者尽量避免采用开放手术的方法;③希望接受微创手术的患者又希望尽量选择最新的方法。这种心情是可以理解的。但必须根据每个人的具体情况,在医生的指导下选择治疗的方法。

(1) 药物治疗要适度。药物治疗理所当然是良性前列腺增生患者首选的治疗方法。两类药物中,每类药物可能会有好几个药,只要各选择其中之一即可。

(2) 病情发展必然有一部分患者需要手术治疗。药物治疗并不能解决所有的问题。据统计,有10%左右的患者最后还是需要通过手术治疗来解决问题。

(3) 选择好手术治疗的时机。一般情况下,良性前列腺增生患者如有下述情况时应考虑手术治疗:①经药物治疗无效,排尿困难症状加重,排尿次数继续增多;剩余尿 > 60毫升、最大尿流率 < 10毫升/秒;反复多次尿潴留(至少有一次拔除导尿管后仍不能排尿);②前列腺增生引起反复发作的血尿;③前列腺增生合并膀胱结石、膀胱肿瘤、尿路感染、膀胱憩室、腹股沟斜疝等;④前列腺增生引起肾功能衰竭。现在认为,只有合并有膀胱出口梗阻(BOO)的患者才需要进行前列腺切除术;否则,手术后效果不佳。

(4) 正确认识微创手术。所谓微创手术就是通过人体自然存在的通道,将特殊的器械置入体内进行切除前列腺的手术。与传统的开放手术相比,它具有创伤小、患者恢复快的优点;但另一方面,它对医生的要求特别高,需要专门的器械。

还有一点需要强调的是,患者在手术的时候所受到的创伤不仅仅在前列腺的局部,还包括手术时麻醉、手术时间的长短、围手术期的处理等对患者的创伤。所以,真正意义上的创伤必须把这些方面的因素都考虑进去。微创手术是在尽可能短的时间内采用微创技术来完成手术,手术后患者能够很快康复并恢复自行排尿。微创手术主要适宜于前列腺重量在 80 g 以下、没有明显并发症的患者。

目前,经尿道前列腺电切术仍然是治疗前列腺增生的最佳方法。

良性前列腺增生拖延治疗会造成哪些后果

据统计,50 岁以上的男性平均半数患有前列腺增生,1/3 有临床症状,但只有 10% 左右的患者需手术治疗。那么,这部分良性前列腺增生患者为什么需要手术呢?因为前列腺增生造成的下尿路梗阻是进行性发展的。若不及时治疗,膀胱为了克服阻力,先是膀胱逼尿肌逐渐增厚,膀胱黏膜出现小梁和小室。此时可能出现剩余尿、膀胱结石、膀胱肿瘤等并发症。如病情进一步发展,由膀胱逼尿肌代偿过渡到失代偿,膀胱容量不断增加,此时膀胱内剩余尿量不断增加;出现膀胱输尿管反流或输尿管下段受压,造成肾、输尿管积水,最终可导致肾衰竭。一旦合并尿路感染,将加速病程的发展。这就必须进行手术治疗,千万不要等到膀胱功能很差,甚至出现肾功能衰竭了才手术,此时的手术效果已远不如以前了。

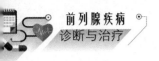

良性前列腺增生患者应该
怎样选择手术治疗的时机

掌握良性前列腺增生手术治疗的时机非常重要。对比较轻度的良性前列腺增生盲目进行手术治疗,不仅会给患者带来肉体上不必要的痛苦和经济上的负担,还可能因术后各种并发症的发生,使患者的症状较术前更加严重。而对于一些晚期的良性前列腺增生患者,由于已经发生了膀胱逼尿肌功能损害或其他的并发症,即使手术做得再好,也很难达到理想的治疗效果。另外,年龄越大,合并的其他系统的疾病越多,手术的风险就越大或甚至不能进行手术治疗。所以当良性前列腺增生发展到一定程度,符合手术指征时,就应听从医生的意见,及时进行手术治疗,以免延误治疗时机,给身体带来更大的损害。

伴有高血压的良性前列腺增生
患者怎样选择手术的时机

高血压是一种老年人的多发病和常见病,不少良性前列腺增生的患者同时患有高血压。轻度和中度高血压,不伴有心、脑、肾的损害,或有轻度的心肾损害,在合理治疗及控制高血压的情况下,并不会增加手术的危险性。但是重度高血压并已产生心、脑、肾损害者，则手术的危险性增加，并且随器官损害程度或器官功能减退程度的增加，危险性随之增加。所以，对良性前列腺增生合并高血压的患者应注意以下几点：①在专科医生的指导下治疗高血压，将高血压控制在轻度或中度水平，防止发生器官损害。②前列腺手术前，对于高血压轻度或中度升高的患者，停用降压药2～3周，可消除降压药的不良反应，特别是停用干扰交感神经活动的药物，可使患者对麻醉、手术、失血等发挥自身的调节机制，减少手术的危险，不致对患者产生重要的不利影响。③重度高血压患者手术前应控制血压，主张手术前不停药，而且在麻醉和补液等方面应小心谨慎。

伴有糖尿病、心脏病、气管炎等疾病的良性前列腺增生患者怎样选择手术的时机

糖尿病、心脏病、气管炎等疾病也是良性前列腺增生患者比较常见的疾病。这些患者进行前列腺手术治疗的风险相对较大，应慎重考虑。必须手术时，要进行彻底的术前检查，根据检查结果评估手术的风险。首先，应在专科医生的指导下对这些疾病进行系统的治疗。隐性冠心病患者耐受麻醉和手术的能力较强，手术中发生危险的机会较少，但应避免手术中血压过于剧烈的波动；对于频发心绞痛的患者，特别是不稳定型心绞痛患者，手术前应进行积极的扩冠治疗，使心绞痛的发作明显减少或消失，术前不能停用硝酸酯类药物或钙离子阻滞剂等治疗，术中

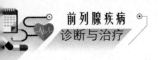
保持血压的稳定。对曾患心肌梗死的患者,术前应给予充分的镇静剂,术时麻醉要适当,止痛要彻底,充分供氧,手术时间尽量缩短。有慢性支气管炎的患者首先应戒烟,同时应给以积极的内科治疗,术前抗感染,解除或减轻气道梗阻。患者术前应多练习咳嗽、咳痰。合并糖尿病的患者,应注意有无合并神经系统的病变(如膀胱逼尿肌无力等),手术前应将血糖降低到接近正常的水平。既为了保证手术中的安全;也为了保证伤口的愈合。

什么是前列腺的激光治疗

前列腺激光治疗是用光导纤维直接将激光照向增生的前列腺组织,使之凝固、坏死、脱落而达到治疗目的。激光治疗良性前列腺增生的方式可分为 3 种:非接触式激光、接触式激光和组织间插入式激光。根据产生激光的介质不同有绿激光、钬激光等。

(1) 非接触式激光是将激光照射在前列腺组织上,受光斑照射的组织很快消融塌陷,呈“弹坑”状,光斑周围范围达 2.5 mm,深度达 15～25 mm,创面呈黑色或灰白色的凝固坏死,以后缓慢溶解脱落,有时可排出小颗粒或碎片,坏死组织约需 2～3 个月才能全部脱落,创面覆盖新生上皮。因有坏死组织存留,故膀胱刺激症状明显而持久。由于术中去除的增生组织较少,故显效慢,留置导尿管的时间也较长。为避免创面感染,常需留置耻骨上膀胱造瘘管。

（2）接触式激光是激光探头直接与前列腺组织接触，局部温度可高达300～400 ℃，立即使组织汽化或炭化，由于热量消散迅速，故穿透不深，约1～2 mm，血管很快封闭，出血极少。手术在内腔镜窥视下进行，插入光纤和探头，用35～40 W功率从精阜上方开始，"犁田"样向上推进，切除增生腺体。接触式激光可立即去除梗阻组织，故见效快，尿流改善迅速，留置导尿管的时间也短，为1～2天。由于遗留坏死组织很薄，术后膀胱刺激症状轻微，持续时间也短。但接触式激光治疗的时间比非接触式费时、费力，也易消耗探头。

（3）组织间插入式激光是一种特殊形式的接触式激光。它是将探头直接插入增生的前列腺组织内照射，使组织坏死、液化、吸收或纤维化，以缩小前列腺体积，消除对后尿道的压挤。激光由光纤传输到探头后，由直光转变为360°发散光束，造成一圆锥形照射野，可到2厘米直径的坏死区，邻近的直肠和尿道并无损伤，术后无坏死组织经尿道排出，由于得不到引流，多有高热，可在数日内降至正常。

前列腺激光治疗的方式各有优缺点，确定优劣尚有待更多的临床实践加以检验和判定。

为什么采用双侧睾丸切除术
能治疗良性前列腺增生

因为前列腺为雄激素依赖性器官，也就是说前列腺的成长、

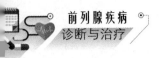

发育、解剖结构与功能的维持都需要睾丸供给适当水平的雄激素,一旦缺乏雄激素,前列腺就会发生萎缩和细胞凋亡。睾丸是男性雄激素最大的生产"基地"。它在良性前列腺增生的发生中起着一定的作用。如果将双侧睾丸切除,就能使体内雄激素水平降低,前列腺就会发生萎缩和细胞凋亡。根据这个理论,我们将双侧睾丸切除术应用于一些年老体弱、不能耐受开放手术的患者,以期达到治疗良性前列腺增生的目的。

近来发现,睾丸在老年人中还是有一定的作用的。双侧睾丸切除术后会加快患者的衰老过程。因此,有人从提高患者生活质量的角度出发,反对用双侧睾丸切除术治疗良性前列腺增生。

什么是耻骨上膀胱造瘘术

耻骨上膀胱造瘘术是一种简单的尿流改道方法,常用于那些合并严重的心、肺、脑疾病,排尿严重梗阻,有膀胱逼尿肌失代偿或神经源性膀胱的患者。患者通常需要永久性地放置膀胱造瘘管,使尿液在下腹部通过造瘘管流出。这个手术虽然比较简单,但术后的护理显得非常重要。

耻骨上膀胱造瘘术有两种方法。一种是通过开放手术来放置造瘘管;另一种是采用穿刺造瘘的方法放置造瘘管。后者的缺点是所放置的导管直径较小,容易堵塞。

良性前列腺增生有哪些开放手术的方法 ⟜━━

前列腺摘除的开放手术主要有 3 种径路,分别介绍如下:

1. 耻骨上经膀胱前列腺摘除术

是经下腹部正中切口切开膀胱、摘除前列腺的手术,它是目前最为常用的开放手术。其适应证是:①前列腺明显增大,估计重量超过 60 g,梗阻症状明显,剩余尿超过 60 ml;②前列腺增生伴有需同时处理的膀胱内病变,如膀胱憩室、结石、肿瘤;③有急性尿潴留,已作耻骨上膀胱造瘘者;④增生前列腺明显凸向膀胱内或巨大的中叶增生者;⑤髋关节僵直患者,不能放置膀胱截石位者。

2. 耻骨后前列腺切除术

是经耻骨后间隙显露前列腺包膜,于包膜上作横切口,不需要打开膀胱即在直视下摘除前列腺。所有前列腺增生和膀胱颈梗阻都可选用耻骨后途径手术。本法尤其适合前列腺重量大于 30 g 的患者。但有严重尿路感染时,会增加术后耻骨炎和耻骨后间隙感染的危险;故应慎用或不用。另外经耻骨后可行保留尿道的前列腺摘除术(Madigan 手术)。该手术是经耻骨后在尿道外将增生的前列腺组织摘除,保留前列腺部尿道和膀胱颈,从而保存了局部解剖生理的完整性,使手术后出血、感染、尿失禁、尿道狭窄等并发症明显降低,并可保存性功能和顺行射精。术后处理简单,恢复快。

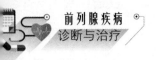

3. 经会阴前列腺切除术

是患者在特殊体位下,经会阴部将前列腺摘除的手术。该手术创伤较小,对全身影响小,手术死亡率低,特别适合于全身情况差的老年患者。

对前列腺增生还能用开放手术吗

很多前列腺增生患者都知道可以采用微创手术的方法治疗,他们对微创手术有很高的期望值。但偏偏有的患者就诊时医生要给他们施行开放手术。这是为什么呢?

一方面是病情的需要。对体积硕大的前列腺、合并很多或很大的膀胱结石的患者,开放手术仍然是合适的选择。因为开放手术对于一个手术技术很熟练的医生来说,即便是体积很大的前列腺,剜除整个前列腺也只需十几分钟时间。对于在膀胱的憩室内合并膀胱结石的情况,开放手术允许医生仔细地逐个对憩室进行检查,最大可能地将结石清理干净,达到尽可能理想的治疗效果。这种情况下,微创手术就显得有点勉为其难了。要想通过电切手术既切除前列腺、又要切除憩室里的结石,无疑会使手术的时间延长许多。相比之下,这时还是开放手术更好些。

此外,对于年迈的老年人来说,还必须考虑手术的安全性,要在尽可能短的时间内完成手术。而在电切手术时还要仔细检查每个憩室是有相当的难度的,弄得不好还会遗留结石碎片,成为以后结石复发的核心。还有一些特殊情况,如有髋关节僵直患者,不能放置电切手术所膀胱截石位,就不能施行前列腺的电切手术;如果增生的前列腺明显凸向膀胱内或前列腺的中叶增生巨大,也不宜施行电切手术。

前列腺摘除术有哪些并发症

随着手术水平的不断提高,前列腺摘除术后的并发症已就大大减少了。前列腺手术后的并发症主要有:

1. 继发性出血

一般发生在术后 6～7 天,通常是因为局部炎症或排尿及排便时用力过度,使膀胱颈部的缝线松开脱落,造成出血。术后便秘是导致出血最常见的原因,所以术后一定要保持大便通畅。出现便秘或膀胱痉挛时,应请医生及时处理,千万不要用力解大便。

2. 尿瘘

拔除膀胱造瘘管后 1～3 天内可能发生伤口漏尿,多数在 1～2 天内停止。如仍漏尿,可再插入导尿管引流数日,直至伤口愈合。如持续漏尿不止,应检查原因,予以纠正。患者在拔除膀胱造瘘管后,应多采用半卧位或坐位,排尿时应用手指压迫造瘘口,可减少漏尿,促进伤口愈合。

3. 尿失禁

术后拔除导尿管最初几天,约 10% 患者有尿失禁,多数患者

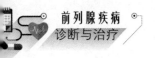
很快就消失,少数患者可持续半年,经采用针灸、理疗等方法治疗,大多均能恢复。患者可收缩肛门以帮助治疗。

4. 排尿困难

少数患者在术后可能发生排尿困难,此时应考虑有无膀胱颈部水肿或挛缩,一般可行尿道扩张,部分患者须经尿道电刀或冷刀内切开治疗。

5. 性功能障碍

仅在少数患者中发生。

6. 膀胱痉挛

多见于膀胱逼尿肌反射亢进、膀胱壁增厚的患者。可给予解痉剂或 M 受体阻滞剂治疗。

什么是经尿道前列腺电切术

经尿道前列腺电切术(TURP)是通过专门的前列腺电切器械来切除前列腺的手术。电切装置由前端带绝缘陶瓷的金属镜鞘的电切镜、光导纤维、高频电流发生器、用于电切和电凝的襻以及其他部件所构成。医生可以在直视下用高频电刀将前列腺组织一块一块切除。采用可连续冲洗的电切镜鞘则能使视野保持清晰,使手术时间大大缩短。

与开放手术相比,TURP 具有手术时间短,出血少,对患者创伤小,手术效果好等优点。其适应证广,特别解决了高龄、体弱,伴有心、脑、肾、肺等疾病,前列腺重量 < 80 g 的患者的治疗

问题。目前 TURP 已成为我们的常规手术方法之一,尽管对良性前列腺增生的手术方法有了很大的发展,但 TURP 仍然是前列腺切除术的"金标准"。多年前,美国泌尿外科协会曾作过一项调查,让泌尿外科医生回答当他们自己患前列腺增生时选择什么手术方法时,结果大多数医生选择了 TURP。

什么是经尿道前列腺汽化术

经尿道前列腺汽化术(TUVP)是一种改良的经尿道前列腺电切术。它是通过汽化电极与前列腺组织接触时,高温使表面组织汽化来治疗良性前列腺增生的。它具有手术时间短,出血少,对患者打击小,手术效果好等优点。除采用了汽化电极外,其他器械和手术方法与经尿道前列腺电切术基本相同,只是将电切襻换为汽化电极。当汽化电极与前列腺组织接触时,高温(可高达 300 ℃)使表面组织立即汽化,使前列腺组织的切割更容易,而且出血更少。TUVP 的手术方法要求较 TURP 低。汽化电极与普通电刀相比止血更容易,治疗效果更好。

应当指出的是,无论是经尿道前列腺电切术还是经尿道前列腺汽化术,都不能完全代替前列腺摘除术。一方面,前列腺摘除术能彻底切除前列腺。>80 g 的重度前列腺增生患者更应行开放手术。另一方面,经尿道前列腺汽化术对手术医生的要求比较高、同时需要特殊的器械。再者,当膀胱内合并需要处理的

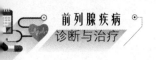
其他病变时,则必须进行开放手术。所以,尽管经尿道前列腺电切术和经尿道前列腺汽化术有很多优点,但还是不能代替前列腺摘除术。

TURP 和 TUVP 的手术适应证与禁忌证有哪些

TURP、TUVP 的适应证和开放手术相同,主要是:对排尿困难进行性加重、梗阻明显、膀胱不能完全排空、出现剩余尿或尿路感染等并发症且可能进一步影响肾功能的患者。只要患者全身条件允许,都可行这种手术治疗。随着器械的不断改进和手术水平的不断提高,适合进行 TURP 及 TUVP 的患者日渐增多。

手术的禁忌证有:①有尿道和阴茎病变:如有尿道炎、尿道狭窄、小阴茎、小尿道而不能置入电切镜者;②膀胱病变:有急性膀胱炎、膀胱容量较小者;③骨盆及髋关节畸形,不能采取截石位者;④带有心脏起搏器者。

TURP、TUVP 有哪些并发症

TURP、TUVP 术后的早期并发症主要有术后继发性出血、前列腺包膜穿孔、稀释性低钠血症等;晚期并发症主要有尿道狭窄、尿失禁、逆向射精等。

1. TURP 的早期并发症及其处理

（1）出血。对手术后当日出血,应尽早进行手术止血。可先用电切镜清除血块,然后在直视下电凝止血。必要时应行开放手术止血。继发性出血则可先清除血块,再留置导尿管1～2天,同时给予抗感染治疗。

（2）前列腺包膜穿孔。前列腺外科包膜被切破,会出现冲洗液的外渗和内渗。外渗的早期症状是患者不安,继之恶心、呕吐和腹痛。严重者面色苍白、出汗、脉率快,可出现呼吸困难、低血压和休克。内渗则出现血压升高、中心静脉压升高、腹部膨胀。可发生呼吸急促、呼吸困难、发绀、视觉丧失、昏睡、惊厥等症状。术中一旦发生外渗或内渗,应尽快终止手术。首先必须止血,并将所有组织碎片从膀胱中清除,以免阻塞导尿管。电凝止血后,插入气囊导尿管,接尿袋引流或接吸引器。

（3）稀释性低钠血症(TURP 综合征)。是 TURP 手术较易发生而又严重的早期并发症之一。在电切前列腺组织时,不可避免地会切开很多小血管甚至静脉窦,导致冲洗液进入血循环。如果手术中冲洗压力过高、手术时间过长或出现灌注液外渗,大量冲洗液被吸收,使血容量急剧增加,就可形成水中毒。出现收缩压、舒张压和脉压升高,患者烦躁不安、恶心、呕吐,甚至昏睡,最终出现肺水肿、心力衰竭、低氧血症、呼吸困难等,如果处理不及时,会导致患者死亡。由于手术器械的改进及医生手术技术的提高,这种并发症的发生率已大大降低。

2. 远期并发症及其处理

（1）尿道狭窄。多与手术时尿道黏膜受损有关。常在术后

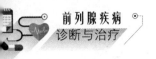

3～4周出现尿线变细或排尿困难。首先给予尿道扩张，如果疗效不好，则可用尿道内切开手术。

（2）尿失禁。对尿失禁的问题重在预防。在切除前列腺尖部时，应避免损伤外括约肌。术后放置气囊导尿管时应避免将气囊放在前列腺窝内、加压牵拉导尿管的力量要合适。多数患者尿失禁会很快就消失，少数患者可持续半年。可嘱患者练习收缩肛门，锻炼提肛肌，以缓解尿失禁的症状。严重尿失禁者，需手术处理。

伴有不稳定膀胱的良性前列腺增生患者应该怎样治疗

伴有不稳定膀胱的良性前列腺增生患者的临床表现主要为尿频、尿急，而没有或仅有极少剩余尿。这种患者的膀胱壁一般比较厚，在手术后经常会出现膀胱痉挛，给处理带来一定的困难。造成这种情况的原因是由于逼尿肌处于代偿期或代偿早期，敏感性较高，出现阵发性无抑制收缩甚至痉挛。对这种患者，可给予异搏定、安定和托特罗定等药物治疗。如已行手术治疗，则可在手术后留置连续硬脊膜外麻醉导管，并进行术后止痛。也可应用1%普鲁卡因或1%利多卡因注入膀胱。针刺三阴交、膀胱俞或穴位注射地西泮（安定）或阿托品也有效。

伴有逼尿肌收缩无力、膀胱功能失代偿的良性前列腺增生患者应该怎样治疗

伴有逼尿肌收缩无力、膀胱功能失代偿的良性前列腺增生患者的病程往往很长，排尿困难的症状严重，剩余尿多在 200～300 ml 以上，还伴有充盈性尿失禁。逼尿肌由于长时期的严重梗阻而受到破坏，最终失去代偿能力而收缩无力。对这种患者，在手术前应当进行尿动力学检查，以明确膀胱逼尿肌的代偿情况，不能轻率地进行前列腺摘除手术，以免造成不良后果。如有逼尿肌失代偿，可以先留置导尿管 3～4 周并给予口服溴吡斯的明，待逼尿肌功能得到恢复后才能考虑进行前列腺切除手术。否则，只能进行耻骨上膀胱造瘘术。

合并有糖尿病的良性前列腺增生患者应该怎样治疗

合并有糖尿病的良性前列腺增生患者必须在血糖水平得到控制后才能接受手术治疗。鉴于糖尿病是一种不能治愈的疾病，对需要进行手术治疗的患者，应当尽力将血糖降至正常水平。一旦血糖水平降下来了，就要抓紧时机进行手术。有些患者在血糖水平降下来后却犹豫不决，期望继续药物治疗。等到

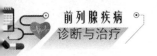
必须手术治疗时,血糖水平又升高了,因此而错失手术良机。

此外,由于糖尿病可合并膀胱逼尿肌及支配膀胱逼尿肌神经的损害,故手术前必须通过尿动力学检查对逼尿肌的情况作出评估。在选择手术方式时,以行经尿道前列腺电切或汽化为宜。

合并有心肺功能损害的良性前列腺增生患者应该怎样治疗

良性前列腺增生患者一般都年事已高。年龄越大,合并心肺功能损害的可能性也越大。即便采取微创手术治疗,有些患者也不一定能耐受。因此,手术前必须对患者作全面的心肺功能检查,并与麻醉科医生一起讨论手术的方案,选择最能为患者接受的麻醉及手术方案,以保证患者的安全。

合并有慢性前列腺炎的良性前列腺增生患者应该怎样治疗

有些良性前列腺增生患者长期患慢性前列腺炎,他们的排尿困难症状往往与前列腺的炎症有很大的关系。千万不能把老年人出现的排尿症状都归咎于前列腺增生。对他们的检查也不能局限于前列腺增生,对可疑的患者也要作前列腺液的检查。对这种患者,在手术前应治疗慢性前列腺炎。最好选择经尿道前列腺电切术和经尿道前列腺汽化术治疗。

合并有肾功能损害的良性前列腺
增生患者应该怎样治疗

　　良性前列腺增生发展到晚期,常常合并有肾功能的损害。同时,膀胱壁会增厚并有大量的小梁、小室,膀胱内往往有大量的剩余尿,有的还会有输尿管及肾积水。手术前最好先留置导尿管以引流尿液,待膀胱功能及肾功能得到一定程度的恢复后再进行手术。如果患者的全身情况很差,不能耐受前列腺摘除手术,就只能施行耻骨上膀胱造瘘术了。

合并有神经系统疾病的良性前列腺
增生患者应该怎样治疗

　　合并有神经系统疾病的良性前列腺增生患者常常有脑血管意外(包括脑溢血、脑血栓形成、脑梗死、脑血管痉挛等)、脑肿瘤等都可以引起神经系统的病变,支配膀胱逼尿肌的神经也不例外。这种患者的排尿困难问题比较复杂,并不单纯是由前列腺增生引起的。所以,对这种患者手术前必须进行尿动力学检查,根据神经系统病变的程度及逼尿肌的情况来决定是否手术及选择何种手术的方式,并对手术的效果事先要有评估。

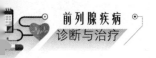

为什么有些患者电切手术后前列腺还会增生

　　有些前列腺增生患者在接受电切手术的若干年后又会出现排尿困难的症状。到医院去一检查,说是前列腺又增大了。这是什么原因呢? 明明前列腺已经切除了,怎么说长就长了呢? 略微长一点也就罢了,还又引起排尿困难,难道还得做一次手术吗? 莫非是上次手术时医生没把前列腺切干净? 对此,很多患者会产生种种疑团,很是烦恼。

　　要弄清楚这个问题,还得回顾一下经尿道前列腺电切术。这个手术是通过尿道将专门的电切器械放到前列腺尿道,用高频电刀逐条切除前列腺组织。打个比喻,前列腺就像是一个橘子,前列腺增生主要发生在"橘子肉",而前列腺癌主要发生在"橘子皮"。理论上讲,前列腺电切术就是把电切器械伸到橘子内把橘子肉全部去除,而仅留下橘子皮。事实上,在人体内要完全做到这一点是有一定困难的。这就会造成两种可能:要么在"橘子皮"上留下一点"橘子肉",虽然这样做并不会影响手术的效果,但却会给残余组织继续增生留下了后患;要么冒着切穿"橘子皮"的危险来切净"橘子肉",一旦"橘子皮"被切穿了,手术中的冲洗液就会流入前列腺周围的组织间隙,也会造成不良的后果。面对这样的难题,医生往往会选择前者,宁可多留一点前列腺组织也不愿意切穿"橘子皮"。乍看起来,患者一定会觉得很茫然,觉得无所适从。实际上,患者也不必过于紧张。因为发生这种情况的患者毕竟是极少数;再说即便发生了这种情况,也完全有对策。只要用电切镜把前列腺组织修理一下就可以了。

那么,有没有办法来及时发现手术后前列腺组织有没有增生呢?这个问题其实很简单。手术后只要经常关心自己的排尿情况就可以了。特别是有没有夜尿次数增加、尿线变细、射程变短等情况。一旦出现这些情况,就及时到医院作一些相关的检查就可以了,如尿常规、B超等。如果前列腺的体积确实有所增大、排尿后膀胱内又有剩余尿,那就可以再口服一些药物(如非那雄胺、特拉唑嗪等)以达到缓解症状的目的。如果前列腺确实有增生,口服药物效果又不理想,就可以再次进行电切手术。

要指出的是,前列腺电切术后再次出现排尿困难还与前列腺癌有一定的关系。随着生活水平的不断提高,前列腺癌的发病率也在逐年升高。当我们发现前列腺手术后又出现排尿困难症状时,就要警惕发生前列腺癌的可能性。有些患者在手术后出现排尿困难的症状,其实不是医生手术没有做好,而是因为"橘子皮"出现了问题。因此,为了及时发现可能出现的前列腺癌,我们可以先抽血查一下前列腺特异抗原(PSA)和游离前列腺特异抗原(fPSA)。这两个指标对诊断前列腺癌的非常敏感的。如果这两个指标出现异常情况,就需要作前列腺穿刺活检来确定诊断。

为什么有些患者在前列腺电切手术后会发生反复的尿路感染

有些前列腺增生患者在接受前列腺电切术后,在相当一段

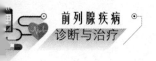
时间里出现反复的尿路感染,十分烦恼。这是什么原因呢?

1. 前列腺电切术与开放手术不同,前列腺切除后的创口是敞开的。换句话说,前列腺的体积越大,创面也越大。创面的完全愈合需要一段时间。尿液的感染,就会影响创面的愈合。

2. 有些良性前列腺增生患者同时有前列腺的炎症,创面炎症的治疗也需要有一定的时间。

3. 前列腺手术后都要留置导尿管冲洗膀胱及引流尿液。即使有了严密的消毒措施也难免会引起尿路感染(院内感染)。

4. 老年人的创口愈合过程会比年轻人长一些。

前列腺手术后如果出现尿路感染,应该配合医生一起共同努力,感染的控制应该是能够做到的。

良性前列腺增生患者应该怎样保健

良性前列腺增生是一种老年疾病,除非通过手术将前列腺摘除,否则,对良性前列腺增生的治疗将是伴随终身的。药物治疗固然重要,但在生活中如注意个人的保健,则可大大提高药物治疗的效果。

在日常生活中,应该注意的措施主要有:

1. 注意饮食的结构

降低食物中的胆固醇;不吃高脂食品;多吃蔬菜并远离辛辣食品和酒精。

多不饱和脂肪酸、亚油酸、亚麻酸与良性前列腺增生有相反的关系。亚油酸和亚麻酸对前列腺有保护作用。良性前列腺增生患者中多不饱和脂肪酸 ω-3 脂肪酸(而不是 ω-6 脂肪酸)明显减少。

淀粉摄入与良性前列腺增生的危险有直接的关系。淀粉的来源主要是:面包、大米等。淀粉有升高胰岛素及胰岛素样生长因子的作用。胰岛素样生长因子也可能介导双氢睾酮,刺激前列腺的增生。

奶及奶制品有增加良性前列腺增生的风险,水果则有保护作用。

2. 经常锻炼

坐的时间不要太长。喜欢打麻将的人、开汽车的司机,往往长时间坐着不动,这样会导致前列腺局部的充血,加重良性前列腺增生的症状,也不利于炎症的消退。因此,良性前列腺增生患者在坐了一段时间后应该起来活动一下,以减轻前列腺局部的充血。

3. 不要憋尿

良性前列腺增生患者本来就有排尿困难的症状,膀胱逼尿肌的收缩功能比较弱,出现尿意时如不及时排尿,膀胱容量不断增加,会影响逼尿肌的收缩力量,加重排尿困难的程度,严重时会引起急性尿潴留。

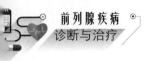
前列腺肿瘤

前列腺的肿瘤有哪几种类型

首先,根据前列腺肿瘤的性质,可以分为良性肿瘤和恶性肿瘤两大类。前列腺的良性肿瘤比较少见,仅占前列腺肿瘤的0.5％。主要有平滑肌瘤、纤维肌瘤、软骨瘤、肌瘤等。绝大部分前列腺肿瘤是恶性肿瘤。

其次,根据前列腺的组成成分,可将前列腺恶性肿瘤分为上皮性和非上皮性两大类。上皮性肿瘤主要有前列腺腺癌、移行细胞癌、鳞状细胞癌及未分化癌。非上皮性肿瘤主要为肉瘤,其中有横纹肌肉瘤(又分胚胎性横纹肌肉瘤、多形性横纹肌肉瘤和腺泡性横纹肌肉瘤三种)、平滑肌肉瘤、纤维肉瘤、癌肉瘤、脂肪肉瘤、叶状囊肉瘤等。此外,还有恶性纤维细胞瘤、恶性淋巴瘤、恶性黑素瘤、神经内分泌肿瘤等。

什么是前列腺囊肿

体格检查时的B超报告中经常出现"前列腺囊肿"的诊断。很多人对此十分敏感。

由于先天性或后天性的原因使前列腺腺体发生的囊样改变,称为前列腺囊肿。先天性前列腺囊肿常位于前列腺上方,常伴有尿道下裂、隐睾、肾发育不全或不发育。膀胱后面的正中线,体积可以很大。后天性前列腺囊肿可位于前列腺内任何部位,或突出至膀胱颈部,直径1~2厘米。囊肿内容为澄清黏液,也可呈暗褐色或血色。

前列腺囊肿的症状一般有尿频、尿急、排尿费力、尿线变细,严重者可有剩余尿并发生尿潴留。极少有血尿。直肠指检可于前列腺上方正中线触及囊肿,B超检查可与前列腺的其他病变相鉴别。

绝大多数B超诊断的前列腺囊肿并不需要处理。囊肿较大且引起压迫症状时可经耻骨后或经会阴手术切除,也可经会阴或直肠抽吸囊肿,但易感染和复发。如囊肿突出至膀胱内,可经膀胱切除或经尿道行电切术。

什么是前列腺上皮内肿瘤

前列腺上皮内肿瘤(PIN)是前列腺组织的一种病理改变,是一种腺泡内层分泌上皮的病变,表现为原先存在的一群导管-腺泡的细胞成分比其邻近腺泡更紧密,细胞常增大。1965年McNeal提出将导管和腺泡上皮的间变作为癌前期病变,此后许多作者用不同的名称表示癌前期改变,如不典型增生等,但这些名称的概念模糊。1992年Mostofi把前列腺上皮内肿瘤作为前列腺的癌前病变,提出将形态学上具有一定异型性,尚保存原有腺体结构

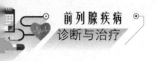

或基底细胞层,且无间质浸润的病变统称为前列腺上皮内肿瘤,明确其肿瘤性生长特性及具有逐渐发展成浸润性癌的潜能。

前列腺上皮内肿瘤及与前列腺癌有什么关系

从生物学行为来看,上皮内肿瘤的增生细胞具有肿瘤细胞特征,意味着此病变有进展为浸润癌的可能,属于癌前病变。它具有肿瘤性生长特性及逐渐发展成浸润性癌的潜能。

PIN 为癌前病变,在前列腺癌的动物模型中可观察到前列腺上皮内肿瘤向腺癌进展的形态学改变,其他很多学者也观察到从 PIN 发展为癌的演变过程。生化分析发现前列腺上皮内肿瘤的 PSA 水平明显高于其他良性组织和正常组织,但低于前列腺癌组织。因为在正常时由分泌细胞产生的 PSA 必须穿过 5 层结构才能进入血液,而在 PIN 时其基底细胞层或基底膜存在局限性缺失,使 PSA 更易进入血循环所致。因此,PSA 对预测前列腺上皮内肿瘤癌变具有重要意义。前列腺上皮内肿瘤常与前列腺癌伴发,发生率为 87%,其平均发生年龄比前列腺癌早5 年。对穿刺活检发现有 PIN 的病例,应提高警惕,定期复查。

什么是前列腺平滑肌瘤,如何治疗

前列腺平滑肌瘤是由增生的平滑肌包绕形成的孤立肿瘤,

直径最小 1 cm。它和发生在其他部位的平滑肌瘤的组织学相同,其中有数量不等的被胶原分割的梭形细胞。因为前列腺平滑肌瘤报道的不多,在病理学上缺少与平滑肌肉瘤相鉴别的特异性组织学标准。然而有证据表明,若肿瘤浸润周围组织,肿瘤细胞坏死,有丝分裂活跃,则很可能是前列腺平滑肌肉瘤。

前列腺平滑肌瘤的发病年龄多在 49～69 岁。临床症状主要有两方面:一是前列腺增大引发的尿路梗阻症状,几乎所有的病例均有前列腺增大引起的梗阻症状;另一是前列腺增大导致的顽固性便秘,严重时可出现肠道梗阻和呕吐等症状。

前列腺平滑肌瘤可采用 TURP 或耻骨上经膀胱前列腺摘除术治疗。虽然它的临床生物学行为表现为良性,但对其预后尚难得出明确的结论。

什么是前列腺肉瘤,如何治疗

前列腺肉瘤较少见。任何年龄都可发病,但好发于青年人。根据细胞形态还可进一步分为肌肉瘤(包括横纹肌肉瘤和平滑肌肉瘤);梭形细胞肉瘤(包括纤维肉瘤和梭形细胞肉瘤);其他肉瘤(包括黏液肉瘤、脂肪肉瘤、骨肉瘤、神经源性肉瘤)等。

前列腺肉瘤体积大,可填满整个盆腔,肿瘤常常环绕膀胱颈部,易发生尿潴留。如果压迫直肠也可引起排便障碍。肿瘤巨大者可压迫下段输尿管并引起肾、输尿管积水。如侵犯骨盆可引起溶骨性破坏。肿瘤主要经局部淋巴转移,也可通过血行转

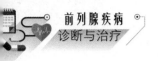

移至肺、肝、骨等。75％的病变可扩展至尿道、膀胱、精囊、输尿管等。

前列腺肉瘤早期没有症状，症状出现时，肿瘤已相当大。早期症状一般是膀胱颈部梗阻，晚期症状是较为剧烈的疼痛，可放射至骶部、坐骨神经或扩散至腰部及会阴部。肿瘤压迫膀胱底或侵犯尿道时可影响排尿，表现为尿频、尿痛及排尿困难。巨大的肿瘤可向腹部突起，在耻骨上膀胱区可触及肿块。瘤体有坏死时可出现肉眼血尿。随着肿瘤发展，患者可出现明显消瘦、贫血及恶病质等全身症状。

任何年龄特别是儿童或 40 岁以下的人群，有排尿困难的病史，尤其合并有明显便秘，直肠指诊检查时发现无压痛的前列腺肿块，有囊性波动感，就应高度重视。B超、CT 及 MRI 检查都有诊断价值，前列腺穿刺活检极为重要，可获得病理确诊。在肿瘤有转移时可根据 X 线骨盆平片及放射性核素骨扫描显示有无骨破坏病变。前列腺肉瘤局限于前列腺被膜内而尚未浸润时，宜行前列腺全切术。如手术已无法进行，对淋巴肉瘤、网织细胞肉瘤及平滑肌肉瘤可行放射治疗。如手术及放射治疗皆不能达到治愈目的，可行化学治疗。但前列腺肉瘤病程发展极快，预后不良，儿童患者预后尤差。一般自确诊后少有生存 1 年以上者。

前列腺增生和前列腺癌有何关系

随着人们对前列腺疾病了解增多，愈来愈多的人担心前列腺增生会不会演变为前列腺癌。那么,前列腺增生与前列腺癌之间究竟有什么关系呢?从发病的部位来看,尽管两者都发生在前列腺,但前列腺增生常发生于邻近尿道周围的腺体,前列腺癌则发生于包膜下的腺体。从病理学来看,前列腺增生的上皮主要由高圆柱形的以及扁平立方形的细胞组成,它与正常的上皮之间细胞结构无明显的差别。前列腺癌的病理特征是正常腺体形式的改变,在正常或前列腺增生中可见有规律的腺体结构消失,细胞外部基层失去了基膜,或基膜破裂并可能出现新增细胞的侵入。从超微结构看,前列腺增生的细胞改变是有定量特征的,不是腺体形态的基本转变。而前列腺癌则显示出超微结构转变至恶性的改变,这一发现有力地支持了前列腺增生和前列腺癌是无关疾病的论点。

尽管如此,仍不能完全排除前列腺增生细胞恶变的可能性。已有报道在多代的细胞培养中,正常前列腺和前列腺增生细胞均可自发或由病毒引导转变成癌。当然,这些发现在临床中的重要性尚有待进一步明确。总之,尽管前列腺增生和前列腺癌发生在前列腺的不同部位;它们在相似的内分泌、发生学或环境影响下发展。两者常同时发生,但对两者之间有无因果关系尚不能下定论。

什么是前列腺的潜伏癌和偶发癌

生前没有前列腺疾病的症状或体征,只是在尸检中由病理

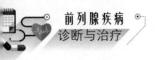
学家检查发现的原发于前列腺的腺癌称为前列腺的潜伏癌。潜伏癌可以发生于前列腺的任何部位,但以外周区多见且常为分化好的腺癌。国外报道发病率为 26%～73%,且有地区差异。我国北京医科大学泌尿外科研究所对 506 例尸解前列腺的连续大切片检查发现前列腺潜伏癌占 3.4%。潜伏癌的临床病理分期多为 $A(T_1)$ 期,少数亦有 $B(T_2)$ 期或 $C(T_3)$ 期的。

临床以良性前列腺增生症为主要症状,在手术切除的前列腺组织中经病理学检查发现的前列腺癌称为偶发癌。偶发癌的发病率在美国为 10%～30%,国内仅为 5% 左右。造成这种差异的原因主要与手术方式不同有关。随着国内微创手术的开展,经尿道前列腺电切术(TURP)已成为对前列腺增生症的常规手术,它可以在直视下切除前列腺至外科包膜,不仅切除彻底,也可能切除了部分包膜,逐块组织送检,因而检出率高。可以预期我国偶发癌的发病率也会升高。偶发癌的治疗以临床和病理分期为依据。一般认为 A_1 期预后好,不需任何治疗,可定期随访。如出现局部复发和转移,则按相应临床分期处理。A_2 期预后比 A_1 期差,A_2 期在行前列腺根治术时 6%～18%已有前列腺被膜或精囊浸润,22%～38%有盆腔淋巴结转移。因此,主张 A_2 期偶发癌以双侧睾丸切除为首选治疗,也可行前列腺根治术或其他内分泌治疗。

前列腺癌的发病率如何

前列腺癌是男性泌尿生殖系肿瘤中最为重要的肿瘤之一。

2018年,全球新发前列腺癌127.6万人,死亡35.9万人。欧洲的发病率为214/10万人口。在发达国家约占男性肿瘤的15%,而在发展中国家则只有4%。

近年来在我国呈现上升趋势,1993年前列腺癌发生率为1.71人/10万人口,病死率为1.2人/10万人口;2000年发生率增至4.55人/10万男性人口。上海市前列腺癌的发病率已跃居男性肿瘤的第五位。但我国在世界范围内看仍属于前列腺癌低发地区,只有美国发病率的1/20。

前列腺癌的发病率上升除了平均寿命延长以外,诊断技术提高也是一个重要因素。血清PSA检查普及的国家和地区由于及时发现很多早期的前列腺癌,故发病率也高。

前列腺癌的生存率如何

一般认为,前列腺癌的预后是比较好的。在我们身边,可以很容易找出长期存活的前列腺癌患者。例如,法国前总统密特朗在隐瞒了前列腺癌的病情后竞选总统成功,担任了两届法国总统(每届7年),直到离任后一年才去世,就是很典型的例子。在美国,前列腺癌5年生存率为31%,而局限性前列腺癌为100%。

前列腺癌患者的临床分期及病理分级是影响预后的主要因素。有淋巴结转移者的预后很差。5年生存率分别为:A、B期患者70%;C期患者50%;D期患者仅25%。在同一期别内,癌

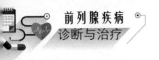
细胞分化好的预后较分化差的好。临床分期与术后病理分期有一定出入，临床上分为 A_1 期的患者，手术后仍有 2%～8% 的患者发生淋巴结或全身转移。

前列腺增生手术治疗、PSA 测定和穿刺活检均可以发现偶发癌，这类患者一般为小的高分化病灶，属低度恶性。分化好和中等分化的前列腺癌其扩散的机会低于分化不良的腺癌。这类早期前列腺癌患者 5 年和 10 年生存率为 75%～87%，局部和远处扩散的少于 10%。

前列腺癌有哪些发病因素

1. 种族

前列腺癌的发病具有明显的种族和地方差异，在东方人群中发病率较低，我国前列腺癌的发病率远较欧美国家低。在美国，黑人前列腺癌的发病率明显高于白人。黑人每年死于前列腺癌的人数为白人的 1 倍。

2. 家族与遗传

前列腺癌与遗传因素之间存在肯定的关系。黑人发病率最高，有家族史的发病率也高。统计发现，前列腺癌患者的兄弟比其他人发生前列腺癌的机会高 3 倍，尤其容易早年发病。有患者家中几代人发病的报道，且多在 60 岁以前发病。国外发现同卵孪生者前列腺癌发病率较异卵孪生者高。

引起前列腺癌最重要的因素之一是遗传。如果一个直系亲属(兄弟或父亲)患有前列腺癌,其本人患前列腺癌的危险性会增加一倍。两个或两个以上直系亲属患前列腺癌,相对危险性会增至5~11倍。另外,研究发现,有前列腺癌阳性家族史的患者比那些无家族史患者的确诊年龄早6~7年。前列腺癌患者群中一部分亚人群(大约9%)为"真实遗传性前列腺癌",指的是3个或3个以上亲属患病或至少两个为早期发病(55岁以前)。

另一方面,在特定的亲属中某些癌基因出现相同的变异,而构成这些位点的密码具有遗传易感性,这从分子生物学水平说明了前列腺癌与遗传的关系。

总之,遗传是前列腺癌发展成临床型的重要危险因素。

3. 性生活

美国对前列腺癌与性生活关系方面研究,发现前列腺癌患者比对照组性活动开始早,年轻时性欲旺盛,老年时虽性欲旺盛但性交次数少,不产生性冲动年龄患者比对照组早。婚姻状态方面的流行病学研究发现,美国单身黑人的危险性最高;已婚者居中;离婚者危险性最低。日本的研究则相反,离婚者比已婚者危险性高,结婚年龄越小,婚龄越长,危险性越大。婚后有小孩比没有小孩危险性大。

为探讨前列腺癌的危险因素,1991年在我国12个城市实施了以医院为基础的病例对照研究。发现性早熟(以首次遗精年龄作为性成熟的早期标志)对前列腺癌有明显的危险性;性成熟年龄越早患前列腺癌危险性越大。研究结果还显示年轻时性欲旺盛,性交次数频繁者患前列腺癌危险性增大;而失去性生活能力的年龄越晚越危险。还发现有手淫习惯者患前列腺癌危险性

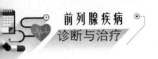
增大,这与国外研究的结果一致。

4. 食物与营养

关于食物总热量摄入和前列腺癌发病率之间的关系,有人认为总热量高可增加前列腺癌危险性。加拿大魁北克 593 名男性饮食调查,总摄入热量最高和最低者相比患前列腺癌的危险性可增加一倍。

发病率高的西方,饮食中脂肪含量较高,皆为高热量饮食,而在亚洲发病率较低的地区,他们的饮食除低脂肪外,且含有较多量的纤维素,有普遍的防癌意义。

高脂肪饮食是前列腺癌的危险因素,其中红色肉类危险性最大。饱和脂肪、单不饱和脂肪、α-亚油酸常与恶性程度大的前列腺癌有关,来源于鱼和奶制品的脂肪则影响小。很多实验及研究证明,摄入高脂肪饮食(特别是动物脂肪),前列腺癌的发病率及病死率均明显增高。由亚油酸衍化来的 ω-6 脂肪酸会促进前列腺癌的发生,而由亚麻酸衍化来的 ω-3 脂肪酸则可抑制前列腺癌的发生。这些作用都是通过对前列腺素合成的影响及通过 5α 还原酶影响性激素的产生及激活而引起的。通过减少前列腺癌患者食物中饱和脂肪酸的含量可以延长患者的寿命。

美国芝加哥大学医学院对 1 899 名中年人作了近 30 年的追踪调查,发现存活 30 年以上的前列腺癌患者与维生素 A、胡萝卜素的摄入不足明显相关,胡萝卜素摄入低者,患前列腺癌的危险性增高。一项研究证实,正常的前列腺组织中维生素 A 及胡萝卜素的浓度较前列腺癌组织中高 5～8 倍,较良性前列腺增生的组织高 2 倍,表明维生素 A 和胡萝卜素可预防前列腺癌的发生。

一般认为维生素 E 作为体内的抗氧化剂对前列腺癌有预防作用。维生素 E 及硒可预防前列腺癌的发生。维生素 D 则有预防前列腺癌的作用,长期不见阳光的人及黑人由于维生素 D 合成受影响而使前列腺癌的发病率升高。

很多实验研究及临床观察证实,蔬菜、水果、谷类均有防癌、减少前列腺癌发病的作用。这些食物中,除有丰富的纤维素外,还有较多特殊物质,起着防癌的作用。亚洲人前列腺癌发病低于欧美,饮食中这类物质丰富是重要原因。特别是黄豆及其制品(如豆腐)有明显的预防前列腺癌的作用。在前列腺癌低发的亚洲地区,绿茶的饮用量相对较高,绿茶可能为前列腺癌的预防因子。

来源于工业、吸烟及饮食中的微量元素镉对前列腺癌有促进作用,咖啡并不增加前列腺癌的发病。酒精与前列腺癌的关系不大,但最近国外报道滥饮酒精饮品者中,前列腺癌发病率高于一般人群。

代谢综合征(胰岛素抵抗)与前列腺癌有什么关系

近来研究发现代谢综合征与前列腺癌有着一定的关系。代谢综合征被定义为同时具备以下 4 项组成成分中的 3 项或全部者:腹型肥胖、高血压、高血糖、血脂紊乱(诊断标准详见本书前列腺增生部分),它以胰岛素抵抗和高胰岛素血症为病理生理特征,与大家熟悉的"三高"(即高血压、高血糖、高血脂)类似。研

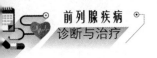
究发现代谢综合征患者发生前列腺癌的危险性要比正常人高，尤其是存在腹型肥胖和高血压者，而且肥胖者患前列腺癌的恶性程度更高，患者的预后更差（但这些也存在一定的争论），其中的机制可能与脂肪细胞因子、胰岛素样生长因子、性激素代谢紊乱等有关。因此，代谢综合征、胰岛素抵抗可能是前列腺癌的危险因素之一，对于"三高"人群来说，应该提高警惕，适当改变生活方式和饮食方式，及时控制"三高"，可能起到预防前列腺癌的作用。

另外，研究发现前列腺癌的内分泌治疗也会产生代谢方面的并发症，其中包括代谢综合征的组成成分，如高血糖、肥胖以及高血压，这些可能导致心血管疾病的发病率和病死率增加。因此，前列腺癌患者在内分泌治疗后的随访中，应当重视这些代谢性并发症，一旦发现应及时就医治疗。

为什么老年人补充雄激素要警惕发生前列腺癌的可能

男性自 50 岁开始，随着年龄的增长睾丸合成雄激素功能逐步减退，进而引起老年男性雄激素部分缺乏，并由此引起一系列临床表现，称为男性雄激素部分缺乏综合征。目前，国内外提出对老年男性患者补充雄激素，以改善更年期症状，提高生活质量。但是，近年来我国老年人群中前列腺癌发生率明显升高，而前列腺癌又与雄激素关系密切。这使很多老年男性非常纠结。

所以,对需要补充雄激素的老年人,要警惕发生前列腺癌的可能。在补充雄激素前应测定雄激素的水平,只有雄激素水平偏低的患者才适合补充雄激素。此外,用药后还必须严格监测前列腺癌各项相关指标,以及时发现早期的前列腺癌。

补充睾酮对前列腺特异抗原水平有影响吗

研究证明:在性腺功能正常的健康志愿者中,把睾酮增加到生理水平以上并不影响前列腺特异抗原(PSA)。前列腺癌患者因化学去势所致的睾酮降低可使血清 PSA 降到不能测出的范围。说明增加睾酮并不改变 PSA,但减少睾酮却明显减少 PSA,这点可由前列腺饱和理论来解释。

饱和模式:增加雄激素浓度会增加前列腺组织的生长,在达到饱和点之前,可表现为 PSA 浓度的函数;超过饱和点就不再有这样的改变。在低浓度时前列腺癌对雄激素的饱和极其敏感,但超过饱和点后就变得不敏感。现代的证据表明,人前列腺组织的饱和点约为 250 ng/dl(8 nmol/L)。在不同个人、不同的组织中,这个饱和点会有差异。

大多数报告都未能证明前列腺癌复发与应用外源性睾酮使血清睾酮升高至正常水平时的关系。事实上,睾酮水平低者患前列腺癌的危险增加。这说明睾酮水平低并不能对抵抗前列腺癌的发展起保护作用。有报告称睾酮水平低可伴有更进展的、高级别的前列腺癌。

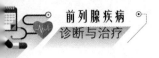
Khera 等认为:TRT 在选择性的根治性前列腺切除术后患者中是性腺机能障碍的有效治疗方法。Marks 等报告应用十一酸睾酮 150 mg，6 个月使血清睾酮增加，但前列腺内的睾酮或双氢睾酮水平没有改变，前列腺的组织学、PSA、生物指标、基因表达、癌的发病率及严重程度都不明显。这些资料说明:TRT 治疗不仅在正常人是安全的，在高危的患者中也不会增加前列腺癌发生的危险。

Raynaud 认为对性腺机能减退的 T1 或 T2 期、Gleason 评分 < 8、治疗前 PSA < 10 ng/ml 且手术后测不到的前列腺癌患者可以补充雄激素。以上资料均说明对已经治疗的前列腺癌患者，如出现性腺功能障碍，可以进行雄激素替代治疗。治疗是安全的。

前列腺饱和理论是根据雄激素受体的相对活性，它受睾酮的刺激并直接调节前列腺中的 PSA 基因。这个理论说明只有当血清睾酮水平低时，PSA 和前列腺组织生长对睾酮的变化敏感。此时，前列腺中的雄激素受体不能与睾酮结合，也无活性，前列腺缩小且 PSA 水平降低。相反，当睾酮水平正常，所有可利用的雄激素受体被激素饱和，且有活性，再增加睾酮对前列腺体积或 PSA 都不起作用。

为什么可以考虑在前列腺癌患者中进行睾酮治疗

重新考虑睾酮治疗前列腺癌有以下几个原因:

1. 在性腺机能减退者中睾酮治疗对健康有益;

2. 健康人群中进行睾酮治疗并没有明显增加前列腺癌的发生;

3. 相当多已治愈的 PCa 患者期望改善生活质量。其中一些人有长期生存的期望,但却又经历因睾酮不足所致的生活质量下降,期待补充睾酮。

目前存在的一个制约的因素是医学—法医学问题。因为总有一部分患者不可避免地会有 PCa 复发。一旦发生,医生和患者都会认为这与高浓度的睾酮有关,而不管这种后果实际上与之无关。所以,应告知患者:即使前列腺癌已经治愈,睾酮治疗仍有潜在的危险,必须对 PSA 及睾酮水平进行正规的监测。睾酮水平应保持在正常值的低限。一旦 PSA 增加,应立即中断睾酮的补充。建议睾酮治疗与手术的间隔时间要 > 1 年。

前列腺癌分级有什么意义

前列腺穿刺活检所得标本需由病理科医生对前列腺组织作出是否为前列腺癌的诊断。如果是前列腺癌,还要判断癌的恶性程度如何,就是要对前列腺癌进行病理分级。

目前最常使用的方法是 Gleason 评分系统,是将前列腺癌组织分为主要分级区和次要分级区,每区的 Gleason 分值为 1～5。Gleason 评分是把主要分级区和次要分级区的 Gleason 分值相加,形成癌组织分级常数。Gleason 评分越高前列腺癌的恶性程度也越大,预后也越差。Gleason 评分<6 的患者,常可考虑根治

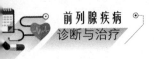

性手术治疗,而 Gleason 评分>7 时,说明分化较差,有肿瘤转移可能。具体分级标准如下:

Gleason 1:癌肿极为罕见。其边界很清楚,膨胀型生长,几乎不侵犯基质,癌腺泡很简单,多为圆形,中度大小,紧密排列在一起,其胞浆和良性上皮细胞胞浆极为相近。

Gleason 2:癌肿很少见,多发生在前列腺移行区,癌肿边界不很清楚,癌腺泡被基质分开,呈简单圆形,大小可不同,可不规则,疏松排列在一起。

Gleason 3:癌肿最常见,多发生在前列腺外周区,最重要的特征是浸润性生长,癌腺泡大小不一,形状各异,核仁大而红,胞浆多呈碱性染色。

Gleason 4:癌肿分化差,浸润性生长,癌腺泡不规则融合在一起,形成微小乳头状或筛状,核仁大而红,胞浆可为碱性或灰色反应。

Gleason 5:癌肿分化极差,边界可为规则圆形或不规则状,伴有浸润性生长,生长形式为片状单一细胞型或者是粉刺状癌型,伴有坏死,癌细胞核大,核仁大而红,胞浆染色可有变化。

最近提出了预后分组的概念,以此来判断预后:

传统 Gleason 分级	预后分组
6	1
3+4=7	2
4+3=7	3
8	4
9~10	5

前列腺癌的临床分期有什么意义

前列腺癌分期是指医生通过各种检查来了解前列腺癌侵犯的范围、淋巴结转移情况以及前列腺以外器官转移情况。分期的目的是指导选择治疗方法和评价预后。目前一般采用2002年AJCC的TNM分期系统。

1. T分期表示原发肿瘤的局部情况，主要通过DRE和MRI来确定，前列腺穿刺阳性活检数目和部位、肿瘤病理分级和PSA可协助分期。

2. N分期表示淋巴结情况，只有通过淋巴结切除才能准确的了解淋巴结转移情况。N分期对准备采用根治性疗法的患者是重要的，分期低于T_2、PSA < 20 ng/ml和Gleason评分 < 6的患者淋巴结转移的机会小于10%，可行保留淋巴结切除手术。

3. M分期主要针对骨骼转移，骨扫描，MRI、X线检查是主要的检查方法。尤其对病理分化较差（Gleason评分 > 7）或PSA > 20 ng/ml的患者，应常规行骨扫描检查。

总之，通过细致的直肠指检、经直肠B超、CT、MRI检查可以帮助了解肿瘤在前列腺中侵犯的范围、肿瘤侵犯盆腔的程度和固定度，还可了解精囊浸润的情况。准确估计肿瘤病变的范围及探索有无转移性病变存在，确定前列腺癌的临床分期对制定正确的治疗方案具有重要意义。

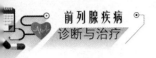

如何衡量前列腺癌的严重程度

根据血清 PSA、Gleason 评分和临床分期将前列腺癌分为低危、中危、高危三类,以便指导治疗和判断预后。

低危:PSA $<$ 10 ng/ml、Gleason 评分 $\leqslant$ 6 分、临床分期 $\leqslant$ T_{2a}。

中危:PSA 10 $\sim$ 20 ng/ml、Gleason 评分 7 分、临床分期 T_{2b}。

高危:PSA $>$ 20 ng/ml、Gleason 评分 $\geqslant$ 8 分、临床分期 $\geqslant$ T_{2c}。

前列腺癌有哪些临床表现

前列腺癌患者在早期并无任何特别的症状,当肿瘤发展到引起膀胱颈部及后尿道产生梗阻时可以出现尿频、排尿困难、尿流变慢、尿线变细等类似下尿路梗阻或刺激症状;严重者可能出现急性尿潴留、血尿、尿失禁。这些症状与前列腺增生症患者的症状很相似。事实上,有一部分前列腺癌患者同时伴有前列腺增生。

到了晚期,骨转移时会引起骨骼疼痛、病理性骨折、贫血、脊髓压迫导致下肢瘫痪等。后腹膜转移时会造成一侧或双侧输尿管梗阻,出现腰部酸胀,少尿甚至无尿。患者全身情况也渐趋恶化,食欲不振、消瘦、无力、贫血等恶性肿瘤的晚期症状也相继出现。

此外,尚有一部分患者因前列腺癌的原发病变体积不大而无明显尿路症状,主要表现为由于远处转移所产生的症状,诸如锁骨上或皮肤上肿块、骨骼疼痛、咳嗽、咯血、胸痛等。对这些患者,如经长期检查仍不能发现原发病灶时,应对前列腺进行检查。

前列腺癌的诊断有哪些方法

要诊断是否患有前列腺癌,医生主要采用:①经直肠指检(DRE);②测定血中前列腺特异抗原(PSA)及游离前列腺特异抗原(fPSA);③经直肠B超检查前列腺,有时还会做CT或MRI检查;④前列腺穿刺活检。最终确诊还取决于前列腺穿刺活检的结果。

所以,男性到50岁每年进行体格检查时要配合医生接受肛门指检和抽血查PSA,如果医生怀疑有前列腺癌可能时,更应配合医生接受前列腺穿刺活检。

前列腺癌患者在经直肠指检时会发现什么异常

前列腺癌在经直肠指检时可发现前列腺质地变硬、两侧不

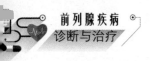

对称、可触及结节等改变。前列腺癌发展到中晚期时硬结更明显,大小不一,质地坚硬,与周围固定,边界不清。此时应与前列腺纤维化、肉芽肿性前列腺炎、前列腺结核、前列腺增生相鉴别,必要时需行前列腺穿刺活检。精囊位于膀胱底部下方并自下而上分叉。正常精囊一般不易触及。前列腺癌累及精囊时,精囊可触到不规则的硬结。

什么是前列腺特异抗原和游离前列腺特异抗原

前列腺特异抗原(PSA)是一种糖蛋白,其中约85％与蛋白结合而成为蛋白复合物,称为结合前列腺特异抗原(cPSA),另外15％未结合的部分,称为游离前列腺特异抗原(fPSA),两者之和就是总前列腺特异抗原(tPSA)。其较强的组织特异性蛋白仅存在于前列腺上皮细胞的胞浆,在前列腺癌组织中显著升高。加上游离前列腺特异性抗原测定可进一步提高对前列腺癌诊断的准确性。近来,医生常常建议50岁以上男性每年体检时要抽血查PSA。

前列腺特异抗原和游离前列腺特异
抗原对诊断前列腺癌有什么作用

PSA在血中的含量很少。由于前列腺癌能破坏前列腺组织的上皮-血屏障,使PSA大量进入血液,血中PSA含量升高。因而测定血清中PSA含量是目前公认的前列腺癌瘤标之一。一般来说,病情越严重,PSA值越高。测定PSA和fPSA对区分前列腺增生和前列腺癌有重要的意义。目前确定的PSA正常值是小于4 ng/ml。

应当指出的是,前列腺特异抗原是对前列腺组织有特异性,而对前列腺癌并无特异性。也就是说各种良性病变如前列腺增生症、慢性前列腺炎等也可出现PSA增高。而且很多情况也可以影响PSA的测定结果,如急性前列腺炎、急性尿潴留、直肠指检、膀胱镜检查、前列腺穿刺活检可使PSA检查结果增高。经尿道前列腺电切、根治性前列腺切除、放射治疗或激素治疗可使PSA降低。BMI增高可使PSA水平降低。因此,在测定PSA之前应排除这些干扰因素。另外,PSA还可作为观察治疗前列腺癌效果或检查复发的指标。

前列腺癌患者血液中前列腺特异抗原复合物的含量增多,相对而言,fPSA的含量降低。测定fPSA并计算fPSA和tPSA的比值,可以提高PSA检测前列腺癌的敏感性和特异性,亦可作为前列腺癌普查的一个指标。由于fPSA受cPSA水平、前列腺体积、年龄、种族、试剂等多种因素的影响,目前尚不能确定一个肯定的分界值。但当PSA在4~10 ng/ml之间时,如fPSA/tPSA < 0.15,就要高度怀疑前列腺癌。必须作前列腺穿刺活检来证实有无前列腺癌。

PSA还可以用于预测今后(25~30年)前列腺癌发生的危险。虽然一些新的指标(如前列腺癌基因3、早期前列腺癌基因2)也有

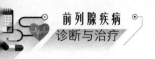
预后价值,但 PSA 仍然是估计发生前列腺癌的最可靠的指标。最近的研究认为,PSA 大于 1.5 ng/ml 者比小于 1.5 ng/ml 者今后 30 年内更容易发生前列腺癌。

前列腺特异抗原密度有什么临床意义

科学家的研究发现前列腺增生患者前列腺重量平均每增加 1 g,PSA 即增高0.26 ng/ml;而前列腺癌患者癌重量每增加 1 g,PSA 增高约3.5 ng/ml,为前列腺增生的 10 倍以上。因此,提出了前列腺特异抗原密度(PSAD)的概念,即由血清 PSA 值除以前列腺体积所得商数。与 PSA 相比较,PSAD 对诊断前列腺癌的敏感度、特异度、准确度均有所提高。当 PSA 值在正常上限或轻度增高(4.0~10.0 ng/ml)时,若 PSAD 增高 (>0.15),则前列腺癌的危险性会增加,很可能有隐藏的恶性病变。还有人发现血清 PSA 持续增高而前列腺穿刺活检未发现癌者,若 PSAD > 0.15,以后活检发现前列腺癌的可能性为 82%。因此,对这些患者需要密切随访,及时进行前列腺穿刺活检以获得早期诊断和及时治疗。

前列腺特异抗原速度有什么临床意义

前列腺特异抗原速度(PSAV)是指随时间变化血清 PSA 变

化值,其单位为 $\mu g \cdot L^{-1} \cdot y^{-1}$,即每年血清 PSA 变化值,也可用 PSA 年增长率来表示。在正常情况下,PSA 水平随年龄的增长而缓慢升高。前列腺增生症患者的 PSA 升高有两种情况:在 70 岁以前 PSA 平均每年升高 0.07 ng/ml, 70 岁以后则每年升高 0.15 ng/ml,到 80 岁以后为 0.23 ng/ml。前列腺癌患者的 PSA 是在前期缓慢升高后的突然快速升高,这个快速升高开始于临床诊断前列腺癌前的 7～9 年。有人对 701 例血清 PSA < 4.0 ng/ml 患者进行 PSAV 测定,结果显示有 37.1% 的患者血清 PSA 值较原先增加 20% 以上,其中 82 例作前列腺活检,发现前列腺癌占 17.5%。

前列腺特异性抗原倍增时间有什么临床意义

顾名思义,前列腺特异性抗原倍增时间(PSADT)是指血清 PSA 值"翻一番"所需要的时间。当病情进展快,血 PSA 增高的速度快,PSADT 就短,患者预后差;而当病情发展缓慢,血 PSA 增高的速度慢,PSADT 就长,预后相对较好。PSADT 可以根据不同时间点的多个 PSA 值,通过特定的方法进行计算获得。正因为 PSADT 能更好地描述实际情况下 PSA 变化的特征,所以它在提示患者病情中的价值更大,对前列腺癌随访患者进行预后判断、疗效评价和干预决策时具有重要的价值。早期前列腺癌患者进行观察随访时,PSADT 能提示患者疾病进展的可能性,对于 PSADT 较短的患者,宜终止观察随访而采取手术等积

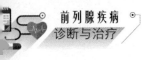

极治疗措施。

有哪些因素会影响前列腺特异性抗原

　　很多情况可以影响 PSA 的测定结果。各种良性病变如前列腺增生症、慢性前列腺炎等都可出现 PSA 增高。如用它对前列腺癌进行普查,它的特异性并不高。如前列腺增生患者合并有前列腺癌时,就可能产生混淆。如血清 PSA 值在直肠指检后可增高一倍,膀胱镜检查后可增高 4 倍,穿刺活检或经尿道切除后可增高 50 余倍。PSA 值通常要在直肠指检后 1 周、活检后最少 6 周才降至基础值。前列腺增生致急性尿潴留时 PSA 也会增高。伴有寒战、发热的急性前列腺炎可使血清 PSA 明显增高,数月后才降至基础值。因此,在测定 PSA 之前应排除这些干扰因素。经尿道前列腺电切、根治性前列腺切除、放射治疗或激素治疗可使 PSA 降低。局限于包膜内的前列腺癌在施行根治性前列腺切除后,PSA 可降至 0。因此,PSA 可作为观察治疗效果或检查复发的指标。

前列腺特异抗原测定在前列腺癌
普查中有什么意义

　　以前,前列腺癌患者常常在出现症状后才到医院求治,约有

2/3 的前列腺癌患者在就诊时肿瘤已有远处转移。现在,这种情况发生了根本的改变。许多患者是通过普查(测定血清前列腺特异抗原和经直肠指检)而获得早期诊断的。PSA 测定可以发现一些前列腺癌患者(约占 PSA 升高患者的 1/3);早期诊断可使前列腺癌患者的治愈率提高一倍。因此,现在主张对那些预期寿命至少为 10 年的 50 岁以上的男性及有明显前列腺癌家族史的 40 岁以上的男性,应每年进行一次 PSA 测定和经直肠指检。如其中有一项不正常,就要作经直肠 B 超检查,并通过前列腺穿刺活检作出明确的诊断。对 PSA 界于 4.0～10.0 ng/ml 之间的患者,应测定血清游离前列腺特异抗原(fPSA)。如 fPSA/PSA ＜ 0.15,应进行前列腺穿刺活检。

对前列腺特异抗原测定在前列腺癌普查中的意义也有不同意见。反对者认为,一方面对 50 岁以上男性进行筛选,无助于延长前列腺癌患者的寿命,事实上只有大约 3% 的患者会因为前列腺癌而死亡;另一方面,有 2/3 的 PSA 升高但不是前列腺癌的患者会因此而经受无谓的压力和焦虑,有的患者被迫接受了本来就不需要做的根治性手术,影响了生活质量。况且,大规模地普查 PSA 还会带来经济上的巨额开支。

综合这两方面的意见,我们认为应用 PSA 来普查前列腺癌还是有一定意义的,为了减少不必要的浪费,可以对普查的对象先采取经直肠指检、B 超检查等方法进行筛选,然后再进行 PSA 测定。

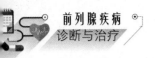
PSA 在前列腺癌治疗后的监测中有什么作用

PSA 增高是诊断前列腺癌的重要标志。在经过一些有效的治疗后,PSA 可以迅速下降,许多患者中可降到正常水平。如果前列腺癌没有得到控制或在手术治疗后发生淋巴结或脏器转移,PSA 又会逐渐增高。因此,在观察前列腺癌进行各种治疗的疗效时,应定期复查 PSA,以期更好地判定疾病的发展情况。

复查 PSA 的时间一般以 3 个月为宜。经过较长时间(3～5 年)的观察后,如 PSA 值仍保持在正常范围,且无肿瘤复发的征象,可以适当延长复查的间隔时间。

什么是 PCA3

虽然 PSA 用于前列腺癌的筛查发现了许多早期患者,但其诊断前列腺癌的敏感性和特异性仍不理想。PSA 的正常范围为小于 4 ng/ml。但当 PSA 值在 2～4 ng/ml 时,仍有 23.9%～26.9% 的患者存在前列腺癌。同时,PSA 在良性前列腺增生和急性前列腺炎的患者中也会增高,大于 10 ng/ml 的例子也不罕见,从而导致许多不必要的前列腺穿刺活检,增加了患者的负担。因此,需要引进新的前列腺癌肿瘤标记物,PCA3 就是在此背景下诞生的。

PCA3的中文名为前列腺癌抗原3。尽管它的名字中有抗原二字,但其实它是一种非编码RNA。PCA3高度表达于前列腺癌组织,在正常的前列腺细胞及前列腺增生组织中却很少或不表达。定量检测发现,PCA3在前列腺癌组织中的表达水平比非癌组织大约高60倍,而且大部分人体其他组织(如膀胱、睾丸、精囊、肝脏、结肠等)均无PCA3表达,说明PCA3具有高度的前列腺癌特异性,适合作为前列腺癌的特异性标记物。

怎样进行 PCA3 检测

通过前列腺按摩,前列腺癌细胞可脱落至尿液中,使尿PCA3的含量增高,因此可用检测尿液中的PCA3含量来判断是否为前列腺癌。

PCA3检测的标本是前列腺按摩后的尿液。由于前列腺按摩可以促使更多的前列腺细胞(包括癌细胞)脱落至尿液中,因此可以提高尿液中PCA3 RNA的检出率(可达95％以上)。目前通常采集前列腺按摩之后的初次排尿,放入盛有缓冲液的专用试管,以稳定尿液标本中的RNA,然后送检。如果不行前列腺按摩,PCA3 RNA的检出率仅为80％。一般泌尿外科医师会采取前列腺左右叶各3次的按摩方法,对患者不会造成明显痛苦。

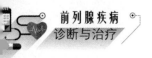
PCA3 有什么应用价值

PCA3 主要的价值在于诊断前列腺癌,尤其是对既往前列腺活检阴性的人群,帮助判断是否需要再次活检,该项诊断价值已经得到美国食品药品管理局(FDA)的认可。

由于 PCA3 具有更高的特异性,其预测前列腺癌的准确性要优于血清 PSA。在欧洲一项关于前列腺癌筛查的研究中,发现当以 PSA ≥ 3.0 ng/ml 作为诊断标准时,会漏诊 64.7% 的前列腺癌患者,而当以 PCA3 分数 ≥ 35 为诊断标准时,漏诊的比例仅为 32.0%,减少了一半。在另一项国际性、多中心的双盲研究中,当 PCA3 分数以 35 为临界值时,其诊断前列腺癌的敏感性为 48%,特异性为 79%。与血清 PSA 相比,PCA3 的诊断价值更高。

尽管如此,PCA3 诊断前列腺癌的敏感性还不高。因此,目前通常将其与血清 PSA 等其他指标联合运用进一步提高预测前列腺癌的准确性。这些指标包括:年龄、肛指检查、PSA、前列腺体积、既往活检史等。这样,可以将预测的准确性提高 2%~5%。

此外,研究还发现 PCA3 还与患者预后的因素有关,如肿瘤的大小、Gleason 评分和前列腺包膜外侵犯等。

前列腺癌有哪些影像学检查方法

影像学检查是诊断前列腺癌的十分重要的方法。主要的检查方法有：超声检查(可经腹部、尿道或直肠进行)、X线检查、CT检查、磁共振检查、同位素骨扫描等。

为什么要用经直肠B超诊断前列腺癌

B超是一项重要的、无创伤性的检查，对前列腺癌的诊断有一定帮助。由于前列腺位于盆腔的位置较深，常规的经腹部B超检查有时难以发现较小的、较隐匿的病灶。将专门的B超探头插入直肠贴近前列腺、精囊及其周围结构进行检查，称为经直肠B超检查。这样做可以使检查的结果更准确。

前列腺癌时，经直肠B超可以发现以下主要的病变：①前列腺内部回声不均匀，可出现强光点、光斑或光团。②前列腺边界回声异常、边界回声不整齐、高低不平或缺落。③前列腺左右不对称、两侧大小和形态不一致。④侵犯邻近组织。在精囊、膀胱、膀胱直肠凹出现肿块回声。由此可见，经直肠B超对诊断前列腺癌很有帮助，但我们只根据经直肠B超还不能确定诊断，还需在此基础上再作进一步的检查(如PSA测定、前列腺穿刺活检等)，以最后确定诊断。

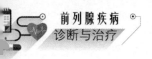

X 线检查对诊断前列腺癌有何作用

排泄性尿路造影可发现晚期前列腺癌迁延膀胱、压迫输尿管引起肾输尿管积水，以及观察双侧肾功能情况。当发生骨转移时，可从 X 线平片上显示成骨性骨质破坏或病理性骨折。

CT 和 MRI 对诊断前列腺癌有何作用

随着 CT、MRI 在诊断疾病时的应用越来越普及，很多人误以为 CT、MRI 是诊断前列腺癌非常有效的方法。其实 CT 和 MRI 对早期前列腺癌的诊断意义并不大，它们不能显示有诊断意义的影像。而且 CT 和 MRI 也不能诊断体积不大的淋巴结内的微转移灶。在鉴别前列腺癌与伴钙化的前列腺炎、较大的 BPH、前列腺瘢痕、结核等病变时常无法明确诊断。因此，CT 和 MRI 等在前列腺癌的诊断方面都存在局限性。所以，他们既不能作为前列腺癌筛选方法，也不能作为确诊的手段，最终明确诊断还需要前列腺穿刺活检取得组织学诊断。

那 CT、MRI 在前列腺癌的诊断中又有何作用呢？CT 检查在晚期患者可显示肿瘤累及精囊，局部膨大，脂肪层消失，精囊及前列腺间的锐角消失。如侵犯膀胱则见膀胱壁局部增厚，有肿块。有远处转移时可见脊柱、肝、肺或后腹膜淋巴结转移。

所以,前列腺癌患者进行 CT 检查的目的主要是协助临床医师进行肿瘤的临床分期,而不是用于诊断。CT 对于早期前列腺癌的诊断敏感性低于磁共振,但对于肿瘤邻近组织和器官的侵犯及盆腔内转移性淋巴结肿大,CT 的诊断敏感性与 MRI 相似。

MRI 检查可以显示前列腺包膜的完整性、是否侵犯前列腺周围组织及器官,MRI 还可以显示盆腔淋巴结受侵犯的情况及骨转移的病灶。在临床分期上有较重要的作用。所以,MRI 检查的主要目的也是对前列腺癌做出分期诊断。MRI 对于显示肿大的淋巴结的效果和 CT 相似,其优点在于不需要增强扫描即可鉴别血管和淋巴结。MRI 对盆腔骨转移非常敏感,甚至优于放射性核素骨扫描,而且比骨扫描更特异。

放射性核素骨扫描对诊断前列腺癌有什么作用

放射性核素骨扫描是采用放射性核素⁹⁹锝作为造影剂,通过 γ-摄影进行全身闪烁扫描,以了解前列腺癌引起骨转移的情况。放射性核素⁹⁹锝骨扫描是检查前列腺癌骨转移的准确方法,对隐性骨转移特别敏感。其诊断的阳性率为 48%,比骨骼的 X 线检查更能早期(大约提前 3~6 个月甚至更早)发现骨转移。但应注意骨组织血供增加时(如骨折愈合过程中)也可使显影密度增加而引起干扰。

前列腺癌在病程中,70%～80%会发生骨转移。早期骨转

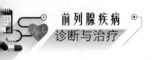

移多无骨痛的症状。X 线检查阴性者中有 12％～62％骨扫描阳性，而且骨扫描一次就能检查全身骨骼，是诊断骨转移最灵敏和最简便的方法。据统计，前列腺癌患者中发生骨转移的比例为Ⅰ期 7％；Ⅱ期 15％；Ⅲ期 25％；Ⅳ期 60％。因此，对每一个前列腺癌患者(尤其是出现骨骼症状者)原则上都应该进行放射性核素骨扫描，而且每 3～6 个月应复查一次，以便及时掌握病情的变化，观察疗效、调整治疗的方案和估计预后。

什么是前列腺穿刺活检

前列腺穿刺活检是指应用穿刺针从前列腺中获得前列腺组织的一种微创的操作方式，是用来确诊前列腺癌最常用的检查方法。根据穿刺途径可分为经直肠和经会阴两种；从穿刺范围来分，可分为标准的 6 针穿刺活检、五区穿刺活检、8 针穿刺活检和 12 针穿刺活检；穿刺枪也有自动穿刺活检枪和手动穿刺活检枪两种。

前列腺穿刺活检的具体操作是：患者取膝胸位，医生通过会阴或直肠将特殊的穿刺活检针插入前列腺内，切取或吸取部分前列腺组织送病理检查。不同的穿刺针可以切取大小不同、长度不等的前列腺组织条。

标准的六点法穿刺活检是在前列腺两侧的不同平面各取三个点穿刺。六点法穿刺活检的优点是：可以更准确地了解肿瘤的范围、估计肿瘤的分级、确定在前列腺尖部或膀胱颈部的肿瘤、对可能触及的 B_1 期肿瘤能明确对侧前列腺有无侵犯,避免遗漏可能存在的肿瘤组织。随着设备的改进,近年已广泛应用可进行前列腺横断面和纵向扫描的端扫式双平面高频超声探头,配以自动弹射式活检枪及 18 号 Tru-cut 穿刺针,在经直肠 B 超引导下的活检。这一技术简便、快捷、准确、取材满意、不需麻醉,易于耐受。近年来,大多是经直肠 B 超引导下作前列腺穿刺活检,就是直接将穿刺针插入 B 超所示的低回声区。这样可大大提高穿刺活检的准确性。由于诊断技术的提高、穿刺针又很细,现在前列腺穿刺活检已成为一种非常安全的检查,患者不必担心穿刺活检会引起肿瘤的扩散和转移。

什么情况下需要进行前列腺穿刺活检

前列腺穿刺活检是诊断前列腺癌的一种最为重要的方法。那么,是不是每个被怀疑有前列腺癌的患者都需要进行前列腺穿刺活检呢? 由于它毕竟是一种有创伤的诊断方法,我们必须对此持慎重的态度。一般,我们根据以下几条来决定是否进行前列腺穿刺活检:

(1) 直肠指检发现前列腺有结节,不管 PSA 的值是多少。

(2) PSA>10 ng/ml,不管 f/t PSA 和 PSAD 的值是多少。

(3) PSA 4～10 ng/ml, f/t PSA 小于 0.15 或 PSAD 值异常。

(4) PSA 4～10 ng/ml, f/t PSA 和 PSAD 值正常,B 超发现

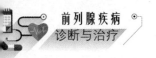
前列腺低回声结节或(和)MRI发现异常信号。

最终患者是否进行前列腺穿刺活检还是要根据专科医生对患者的综合判断。应该指出的是：对PSA4～10 ng/ml，如f/tP-SA、PSAD值、影像学正常，应严密随访。

什么情况下需要重复前列腺穿刺活检

在第一次前列腺穿刺活检的病理检查结果是阴性的情况下，如出现下列情况，为了及时诊断出可疑的前列腺癌病灶，就需重复穿刺活检：

1. PSA＞10 ng/ml，不管f/t PSA或PSAD的值是多少。

2. PSA 4～10 ng/ml，复查f/t PSA或PSAD值异常，或直肠指检和影像学异常。

3. PSA 4～10 ng/ml，复查f/t PSA、PSAD、直肠指检、影像学均正常。严密随访，每3个月复查PSA。如PSA连续2次＞10 ng/ml或PSAV＞0.75 ml/年，应再作穿刺活检。目前多为第一次穿刺1～3个月后才考虑第二次前列腺穿刺活检。

4. 重复穿刺的时机，对2次穿刺间隔的时间目前多为1～3个月。

5. 重复穿刺次数，对2次穿刺阴性结果，属上述1～3情况者，推荐进行2次以上穿刺。

如果两次穿刺均阴性，并有前列腺增生导致的严重排尿症状，可行经尿道前列腺切除术，将标本送病理切片检查。

前列腺穿刺活检有什么危险，会不会引起转移

前列腺系统性穿刺活检是诊断前列腺癌最可靠的检查方式。由于穿刺活检为有创性操作，那么，它会有什么风险呢？

前列腺穿刺活检可能引起感染，尤其是急性前列腺炎患者甚至可以引起菌血症和败血症等，所以穿刺活检前一定排除前列腺的急性感染，并给予口服抗生素预防感染。穿刺活检还有可能引起患者一过性发热，糖尿病患者易发生术后发热，甚至菌血症。穿刺活检一个比较常见的并发症是血尿，尤其病变靠近中央或位于前列腺尖部，穿刺时容易损伤前列腺大导管甚至尿道而引起出血。有少数患者术后出现一过性的血精。不过，前列腺穿刺活检对绝大多数患者是安全的，并发症仅为0.4%。

很多人担心这种检查方法会引起癌症的转移。与以往的穿刺技术不同，现在的穿刺活检是在 CT 或 B 超的精确引导下进行的，可以比较容易做到一针命中，避免反复穿刺带来损伤，所以肿瘤不会因反复穿刺而增大转移的概率。除此之外，在活检后，诊断明确后即马上进行系统的抗癌治疗了，患者不必对穿刺活检有太多的顾虑，明确的穿刺结果对于癌症的诊断是非常有价值的，合理应用可以有助于患者的早期诊断，早期治疗。

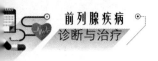

前列腺癌淋巴转移的途径是什么

通常认为前列腺癌最先侵犯的淋巴结是闭孔-髂内淋巴链,它位于髂外静脉内侧,沿髂内血管走行。但近来的研究发现有转移的前列腺癌中,63%有淋巴转移。最常见的转移部位是腹主动脉旁淋巴结,其次是肺门和盆腔淋巴结。单纯淋巴转移的患者中,单纯腹主动脉旁淋巴结转移占52%,腹主动脉旁及盆腔淋巴结转移占26%,单纯盆腔淋巴结转移仅占17%。

前列腺癌的淋巴转移可分为两型:I型为盆腔、腹主动脉旁淋巴结联合转移,常伴有膀胱、直肠转移及肾积水,它可能是沿盆腔-腹主动脉旁的淋巴通道转移;II型为单纯腹主动脉旁淋巴结转移常伴有肺、肝转移,它可能是"跳跃式"淋巴结转移或通过脊椎静脉旁路血行转移。

怎样诊断前列腺癌的淋巴转移

诊断前列腺癌淋巴转移的方法主要有:

1. 淋巴造影

早年诊断淋巴转移常用双足淋巴造影,后为改良淋巴结清扫术所替代。

2. 手术活检

最为准确,但并发症高达 20%～30%,如淋巴漏、淋巴囊肿、淋巴水肿、肺栓塞、伤口感染等,手术死亡率为 1%。由于手术对患者打击较大,又无任何治疗价值,甚至可使已有淋巴转移者加速出现全身转移,现逐渐被内腔镜盆腔淋巴结活检术所取代。

3. 超声、CT、MRI 检查

均需依赖于转移淋巴结的增大、融合等形态改变进行诊断,故不能发现早期淋巴结转移。有人提出手术活检之前先行 CT 检查,阳性则不需手术,阴性再手术活检或淋巴造影。CT 诊断淋巴转移的准确性为 70%,特异性为 93%,但敏感性仅为 30%。MRI 检查能清楚地确定 > 1 cm 的转移淋巴结。

4. 经皮细针淋巴结穿刺抽吸活检

近年采用淋巴造影后荧光屏引导下淋巴结的经皮细针穿刺抽吸活检,准确性为 96%,特异性达 100%,敏感性达 92%。尽管该技术无创、准确,明显优于手术分期;但操作复杂、费时,并有一定的放射性损伤,影响其广泛应用。

5. 放射免疫显像

近年发展起来的以单抗为载体的放射免疫显像为 D_1 期前列腺癌的诊断开辟了新途径。如 ^{131}I-人精浆蛋白抗体放射免疫显像可检出最小直径为 5 mm 的肿瘤,并同时检出盆腔淋巴结及骨转移灶,检出率高于 CT。

6. 内腔镜盆腔淋巴结活检术

近年临床上采用的另一项新技术是经腹膜外盆腔镜或经腹腔镜行盆腔淋巴结活检术,准确性达 95%,敏感性 84%,特异性及阳

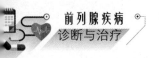
性预测值均为 100％,阴性预测值为 93％。它明显优于影像学检查,是最准确的 D_1 期前列腺癌诊断方法。尽管手术打击小,患者恢复快,但仍有 7％的并发症,多数为暂时性淋巴漏,少数为闭孔神经及髂外静脉损伤。器械昂贵、技术复杂限制了这一技术的推广。

7. PSA 的预测价值

近年在 D_1 期前列腺癌诊断中还特别强调 PSA 的预测价值。例如, T_a 期、Gleason Ⅲ 级的前列腺癌患者如果血清 PSA ≤ 8 ng/ml,则不需进行淋巴结清扫,其假阴性率 < 3％;而 PSA > 40 ng/ml 或 Gleason 7 级以上、PSA > 15 ng/ml 的前列腺癌患者均需进行手术分期。据此,可减少不必要的手术及并发症。

前列腺癌患者出现淋巴转移的预后如何

前列腺癌的临床分期决定着治疗方法的选择和患者的预后。淋巴结是前列腺癌最早、最多转移的部位,淋巴转移的有无和程度对于姑息治疗者影响不大,但对根治性手术者则至关重要。一旦发现淋巴转移则预后不佳,不宜选择根治性手术。单纯盆腔淋巴结转移为 D_1 期,盆腔外淋巴结及血行转移为 D_2 期。前列腺癌的淋巴转移随肿瘤临床分期、病理分级的升高而增多,如 A_2 期为 15％, B 期达 37.9％, C 期至 68.8％;肿瘤分化越差,淋巴转移率越高。由于盆腔淋巴结位置隐蔽,转移早期影像学检查很难发现,常使肿瘤临床分期偏低,故 D_1 期前列腺癌的准确诊断一直是临床难题之一。

前列腺癌的治疗原则是什么,有哪些方法 ⊃━

前列腺癌的治疗方法很多,包括:观察等待治疗、根治性手术治疗、内分泌治疗、前列腺癌局部治疗、化疗、免疫治疗、基因治疗等。具体选择治疗方案是临床医生根据各项影像学检查所估测的前列腺癌临床分期、穿刺活检标本获得的肿瘤组织学分级以及患者的年龄、全身状况选择决定。原则上是综合条件允许就行肿瘤根治性切除,如果条件不够则采用内分泌治疗。

什么情况下接受观察等待治疗 ⊃━

观察等待治疗指主动监测前列腺癌的进程,而不给予任何方式的治疗,一旦出现病变进展或临床症状明显时方给予其他治疗。适合于随访观察的理想患者的适应证为:①低危前列腺癌(PSA 4~10 ng/ml, GS ≤ 6,临床分期 ≤ T_{2a})和预期寿命短的患者。②晚期前列腺癌患者:仅限于因治疗伴随的并发症大于延长生命和改善生活质量的情况。对于等待观察的患者密切随访,每3个月复诊,检查PSA、DRE,必要时缩短复诊的间隔时间和进行影响学检查。对于DRE、PSA检查和影像学检查进展的患者可考虑转为其他治疗。

对临床局限性前列腺癌($T_{1~3}$, N_x 或 N_0, M_x 或 M_0)适合根

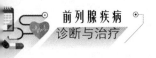
治性治疗的患者,如选择等待观察治疗,必须让患者了解并接受局部进展和转移的风险。

局限性前列腺癌应该怎样选择治疗

目前对局限性前列腺癌(临床分期 T_1 和 T_2)的患者主要治疗方法有根治性前列腺切除术、放射疗法或临床随访观察等。目前尚无任何证据说明手术和放疗这两种方法哪种方法更好,因此我们在为患者选择适当的治疗方法时,主要考虑患者的全身情况及健康状况、该治疗的不良反应、患者的愿望等因素。例如,与放射疗法相比,采用根治性前列腺切除治疗后发生尿失禁和勃起功能障碍的危险性较大,但对肠道功能的影响很小。因此,在治疗局限性的前列腺癌时,应充分考虑到患者的需要和愿望。

C 期高分化或中分化肿瘤,一般 75 岁以下选择放疗或激素治疗。75 岁以上行去势术加激素治疗。低分化肿瘤、淋巴结转移率可高达 90%。年轻者行放疗,其他则行激素治疗加对症治疗。

D 期高分化或中分化肿瘤,首先考虑去势术。低分化肿瘤,则为去势术加激素治疗。

怎样对前列腺癌患者进行内科治疗

肿瘤的内科治疗是当前癌症临床研究中最活跃的一个领

域,与手术治疗和放射治疗一样,现已成为治疗肿瘤的三大手段之一。因为内科治疗是一种全身治疗,所以人们认为它是肿瘤(其中也包括前列腺癌)临床上最重要、最具有发展前途的方法之一。前列腺癌的内科治疗仅适用于雄激素依赖性的前列腺癌。其内容包括化学治疗、内分泌治疗、免疫治疗与中医中药治疗等。化学治疗即化疗,是通过细胞毒药物杀灭癌细胞的疗法。新药的不断涌现及合理有效的联合化疗方案的应用,使化疗的疗效大为提高,已成为内科治疗的主要内容。内分泌治疗是指通过改变体内内分泌环境来使某些肿瘤消退。肿瘤免疫治疗的基本理论依据是肿瘤发生、发展中机体防御系统与肿瘤细胞之间失去平衡,而目前所应用的生物反应调节剂正是通过调节机体固有能力去抵御肿瘤。目前临床所用的干扰素、白细胞介素、肿瘤坏死因子等都是通过调节机体的免疫功能,消灭在手术、放疗、化疗后难以解决的体内残存的少量癌细胞以提高治愈率。肿瘤的中医中药治疗是我国的特色,有着深厚的民族基础,在某些方面可以弥补西医之不足。

前列腺癌化疗有哪些方法

化学治疗简称化疗,即指用药物治疗肿瘤,是前列腺癌内科治疗的一个重要方面。20世纪80年代以后,各种不同作用机制新药的涌现,使肿瘤的化疗更为丰富多彩,化疗能根治一些肿瘤的概念也已被普遍接受,人们不再把化疗只看成为对晚期肿瘤

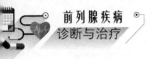
的姑息治疗手段,而是追求用化疗根治肿瘤。近年来,前列腺癌的化学治疗逐渐受到人们的重视。实践证明,接受化疗的前列腺癌患者,无论在客观指标或主观指标上均较对照组有明显改善。

目前用于晚期前列腺癌的化疗药物有:顺铂、表阿霉素、环磷酰胺。联合化疗方案有阿霉素+顺铂、阿霉素+丝裂霉素+5-FU。

对于激素难治性前列腺癌(HRPC)目前有以下化疗方案可供选择:①以多烯紫杉醇为基础的化疗方案。②以米托蒽醌为基础的化疗方案。③其他可选择的化疗方案有:雌二醇氮芥+长春碱;雌二醇氮芥+etoposide(VP16)。

什么是前列腺癌内分泌治疗

所谓内分泌治疗就是应用药物或手术降低雄激素水平的一种治疗方法。早在 1941 年,Huggins 和 Hodges 发现了手术去势和雌激素可延缓转移性前列腺癌的进展,并首次证实了前列腺癌对雄激素去除的反应性,前列腺癌的激素治疗在 20 世纪 50 年代后广泛地开展起来,至今已有 60 余年历史。1967 年 Huggins 和 Hodges 因此而荣获诺贝尔医学奖。

内分泌治疗的目的是降低体内雄激素浓度、抑制肾上腺来源雄激素的合成、抑制睾酮转化为双氢睾酮,或阻断雄激素与其受体的结合,以抑制或控制前列腺癌细胞的生长。

内分泌治疗的方法包括:①去势;②最大限度雄激素阻断;③间歇内分泌治疗;④根治性治疗前新辅助内分泌治疗;⑤辅助内分泌治疗。

什么情况下进行前列腺癌的内分泌治疗

前面已经谈到,如果医生综合判断患者不能接受根治性手术,就可以进行内分泌治疗。其适应证如下:

(1) 转移前列腺癌,包括 N_1 和 M_1 期(去势、最大限度雄激素阻断、间歇内分泌治疗)。

(2) 局限早期前列腺癌或局部进展前列腺癌,无法行根治性前列腺切除或放射治疗。

(3) 根治性前列腺切除术或根治性放疗前的新辅助内分泌治疗。

(4) 配合放射治疗的辅助内分泌治疗。

(5) 治愈性治疗后局部复发,但无法再行局部治疗。

(6) 治愈性治疗后远处转移。

(7) 雄激素非依赖期的雄激素持续抑制。

什么是雄激素全阻断治疗

雄激素全阻断治疗是内分泌治疗中的一种,又称最大限度

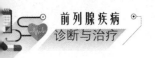
雄激素阻断(Maximal Androgen Blockade，MAB)，是指应用手术或药物治疗同时去除睾丸和肾上腺的雄激素作用。根据其治疗方法，也可称为雄激素联合阻断(CAB)。这种方法是患者在接受去势治疗的同时，给予抗雄激素治疗，以达到理想的治疗效果。还有一种雄激素全阻断的方法是去势加口服 5α-还原酶抑制剂，后者阻止睾酮转化为双氢睾酮(DHT)。这种治疗方法的依据是抗雄激素并非能够全部阻断受体介导的雄激素作用。无论是外科去势还是药物去势，只能减少前列腺中 DHT 的 60％，其余 40％的 DHT 来自肾上腺。进展期前列腺癌细胞有多种表现型克隆。要维持肿瘤细胞的功能和生长，不同表现型克隆对雄激素的需求不同。单纯去势治疗只能去除睾丸雄激素的作用。因此，在治疗的早期，对雄激素需求量大的前列腺癌细胞死亡，患者的病情得到缓解。但是，对雄激素需求量低的肿瘤细胞在肾上腺源雄激素的作用下得以生存，并可逐渐转化为激素非依赖性。雄激素全阻断既阻断了睾丸源的雄激素，也阻断了肾上腺源的雄激素，达到阻止雄激素敏感细胞的生长。这种阻断作用是通过降低循环睾酮水平和阻断雄激素受体两个途径完成的。因此，雄激素全阻断的作用优于外科去势及药物去势。

什么是间歇性内分泌治疗

研究发现，如果对前列腺癌患者长期应用药物治疗，数年后药物会逐渐失效，同时又发现，如果用一段时间药物，然后停药一段时间后再用药,则药物起作用的时间明显延长。所以对前列腺癌接受内分泌治疗的患者先将睾酮降低至去势水平、PSA降到正常水平以下,停止用药。然后根据肿瘤进一步发展情况(如 PSA 升高等),开始下一个治疗周期。如此反复。这就称为间歇性内分泌治疗(Intermittent Androgen Deprivation, IAD)。IAD 更适于局限性病灶及经过治疗局部复发者。

大多数情况下,具体是指前列腺癌行内分泌治疗一段时间后 PSA $<$ 0.2 ng/ml 维持 3～6 个月后即停止治疗,当 PSA 4 ng/ml 后开始新一轮治疗。如此循环往复。在雄激素缺如或低水平状态下,能够存活的前列腺癌细胞通过补充的雄激素获得抗凋亡潜能而继续生长,从而延长进展到激素非依赖的时间。IAD 的优点包括提高患者生活质量,可能延长雄激素依赖时间,可能有生存优势,降低治疗成本。IAD 的临床研究表明,在停止治疗期间患者生活质量明显提高,如性欲恢复等。可使肿瘤细胞对雄激素依赖时间延长,而对病变进展或生存时间无大的负面影响。在停止抗雄激素治疗期间,每 1～2 个月后复查 PSA,如果出现:①PSA $\geqslant$ 治疗前水平的 50%;②PSA $>$ 10 ng/ml;③患者请求,就应该重新开始抗雄激素治疗。

治疗周期的计算是:抗雄激素治疗的月数＋停抗雄激素治疗的月数。

90% 以上的患者在第一周期后重新开始抗雄激素治疗。IAD 仅适用于选择性的患者(无转移的前列腺癌患者)。患者可以获得 50% 的中断治疗的时间。随着治疗周期的增加,中断治疗的时间也减少。大约 8.1% 的患者对 IAD 失败。

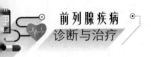

什么是氟他胺撤退综合征

　　临床上观察到长期采用氟他胺的患者,开始治疗反应良好,但以后症状反而加重,PSA 又增高。对这些患者停止应用氟他胺后,症状反而缓解,PSA 也下降,病情可改善半年左右,这种现象被认为是一种"氟他胺撤退综合征"。其发生被认为与雄激素受体突变有关。因此,临床上碰到这类情况,首先考虑的不是增加其他治疗,而是应立即停止氟他胺的应用,该综合征多在用药后 3 年左右出现,发生率为 44%～75%。对应用氟他胺有耐药的患者,换用其他抗雄激素的药物仍然有效,说明它们作用的受体部位可能不一样。

什么是前列腺癌的免疫治疗

　　免疫治疗主要是通过一类物质调节和加强机体的免疫功能或直接显示其细胞毒作用,改变宿主对肿瘤的生物反应状态,从而达到抗肿瘤治疗的目的。目前,由于免疫化学、分子生物学及基因工程技术的发展,已能够借助分离基因或其亚结构并种植到生物细胞中而取得克隆化,将高纯度的细胞因子供临床应用。因此肿瘤的免疫治疗具有广阔的前景,是当前发展迅速、令人瞩目的一个全新领域。由于免疫治疗的含义广泛,对于免疫制剂的分类目前尚无统一的意见,就来源而论,可大致分为微生物类如卡介苗;多糖类如云芝多糖;高等生物类如干扰素、白细胞介素、肿瘤坏死因子等。

现已证实,早期前列腺癌患者的免疫功能是低下的,所以近年来前列腺癌的免疫治疗受到重视。有人将前列腺癌组织种植到鼠的体内进行研究,发现应用白细胞介素治疗组的肿瘤体积、重量明显小于对照组,但白细胞介素并不影响肿瘤细胞的形态。因此,认为白细胞介素可能是通过机体特殊的免疫系统来抑制肿瘤生长的。

什么是前列腺癌的基因治疗

基因治疗是指将人的正常基因或有治疗作用的基因通过载体导入机体靶细胞,并以可调控的方式在靶细胞中特异性表达,从而达到治疗疾病的目的。广义的基因治疗是指利用基因药物的治疗,而通常所称狭义的基因治疗是指用完整的基因进行基因替代治疗,一般用 DNA 序列。基因治疗常用方法有 2 种,即体内疗法和体外疗法,而后者是主要的治疗途径。体外基因治疗即在体外用基因转染患者靶细胞,然后将经转染的靶细胞输入患者体内,最终给予人的疗效物质是基因修饰的细胞,而不是基因药物。体内疗法是将外源基因导入受体体内有关的器官组织和细胞内,以达到治疗的目的,这些基因药物可以是完整基因,也可以是基因片段(包括 DNA 或 RNA);可以是替代治疗,

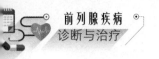
也可以是抑制性治疗(包括 DNA 转录水平和 mRNA 翻译水平)。肿瘤的基因治疗的不良反应很少,最常见的是发热、类感冒症状和肿瘤注射部位出现局部炎症反应。尽管如此,和化疗相比较,其不良反应显著减少。

◯— 前列腺癌的基因治疗方法有哪些

中晚期前列腺癌由于丧失了手术时机,目前临床上还没有较好的治疗手段,尤其对激素非依赖性前列腺癌尚无良策。

细胞生长因子和前列腺癌的发病密切相关,将转化生长因子 β(TGF-β)基因转入人成纤维细胞,与前列腺癌细胞共培养,培养上清中有持续分泌的 TGF-β,前列腺癌细胞生长明显受抑制,提示 TGF-β 参与前列腺癌增殖的调控。

胰岛素样生长因子(IGFs)为前列腺癌的自分泌生长因子之一,IGFs mRNA 的反义核酸可抑制前列腺癌细胞 IGF-Ⅱ mRNA 的表达,可以明显抑制该前列腺癌的生长。

另外,与膀胱癌类似,抑癌基因 P53 突变和原癌基因 *c-erbB*-2 的活化在前列腺癌的发生中起一定的作用,因此,将野生型 P53 基因导入前列腺癌细胞或 *c-erbB*-2 基因的反义基因片段导入前列腺癌细胞,均能抑制前列腺癌细胞生长,降低其恶性程度,阻止其转移。最近的研究表明,将另一抑癌基因 K-rev-1 导入前列腺癌细胞也能产生抑癌效应。

基因治疗作为一种崭新的治疗手段,是很有前途和有效的一种治疗途径，除了部分已进入临床试验阶段外，目前多处于基础实验阶段，在泌尿系统中主要集中于上述 3 种肿瘤的治疗和预防且已取得了明显的效果。

治疗前列腺癌的药物主要有哪些

治疗前列腺癌的药物主要分为抑制雄激素分泌、阻断雄激素作用和化疗 3 类药物。

抑制雄激素分泌的药物主要有：

1. 亮丙瑞林(Leuprorelin,抑那通)，是一种高活性的促性腺激素释放素(GnRH)衍生物。能有效地抑制垂体-性腺系统的功能。

2. 戈舍瑞林(Goserelin、Zoladex,诺雷得)，是一种合成的强效十肽促性腺激素释放激素(GnRH)类似物。结构类似于自然的促黄体生成素释放激素(LHRH)，能与垂体前叶细胞的 LHRH 受体紧密结合，致 LH 的合成和分泌减少，最后停止分泌，使血浆中睾酮降至去势水平。

阻断雄激素结合药物主要有：

1. 氟他胺(Flutamide)，是一种非甾体类抗雄激素药物。氟他胺本身没有激素活性，它能与男性生殖细胞核的雄激素受体结合，形成氟他胺受体复合物，从而阻断细胞核对雄激素的摄取及受体-雄激素复合物的形成。其不良反应主要有：乳房疼痛、男性女性化乳房发育、胃肠道反应(如食欲降低、胃部不适、呕

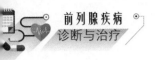
吐、腹泻等症状)、少数患者可发生丙氨酸氨基转移酶(GPT)升高和勃起功能障碍。一般在治疗结束后,这些不良反应亦可以逐渐消失。对治疗过程中出现的这些不良反应,可给予对症治疗。如症状难以忍受,则应该终止使用。

2. 比卡鲁胺(Bicalutamide、Casodex,康士得),是一种特异性的、非类固醇类的抗雄激素制剂。与其他抗雄激素药物相比,比卡鲁胺不会使体内雄激素水平降低,故能维持较好的生活质量,延缓前列腺癌的进展、减少前列腺癌的危险性、减少骨转移。它的不良反应少,肝功能损害及腹泻等不良反应的发生都很低。

化疗药物有:

磷酸雌二醇氮芥(EMP),是由氮芥与雌二醇通过氨甲酸酯相连组成,它可通过类固醇受体特异性地把药物引向靶细胞以释放出抑制癌细胞的烷化功能。磷酸雌二醇氮芥(雌莫司汀)是具有内分泌治疗和化疗双重作用的药物。服药时应注意此药不能和牛奶、奶制品及含钙药物同服,以防影响药物的吸收,降低疗效。

主要的不良反应包括:

(1) 消化系统:由于 EMP 的代谢物可直接兴奋延脑呕吐化学感受区,胃肠道功能紊乱为最常见的反应。一般症状较轻,如呕吐剧烈,可给予灭吐灵(甲氧氯普胺)对症处理。

(2) 肝功能损害:由于 EMP 的部分代谢物必须通过肝脏的解毒作用进行代谢,对肝脏具有直接的损害作用。因此,用药期间应每2周复查1次肝功能。如出现药物性肝炎,可暂停用药3~4周,同时加服保肝药物,4周后复查,如肝功能正常则继续用药治疗。

（3）心血管系统:磷酸雌二醇氮芥治疗中最值得注意的是心血管并发症,患者经减少药量或短暂停药,同时给予心血管方面的药物,待心电图恢复正常后可继续治疗。一般认为有轻度心血管疾患的前列腺癌患者,并不禁忌使用磷酸雌二醇氮芥治疗,但在治疗过程中应密切观察心电图。

（4）血液系统:因氮芥对骨髓有抑制作用,会引起血细胞和血小板减少。因此,在服药期间应每2周检查1次血常规,必要时可给予增加机体免疫力的药物。

（5）生殖系统:EMP的10%～15%可代谢为雌激素,后者可刺激乳腺导管和腺泡的生长发育导致乳腺增生。一般不需停药,也不需特殊处理。

前列腺癌放疗有几种

放射治疗是指用放射性核素产生的γ射线、X线治疗机产生的普通X线、加速器产生的高能X线以及各种加速器所产生的电子束、质子、快中子以及其他重粒子等来治疗肿瘤。前列腺癌患者的放射治疗有两种:外放射治疗和近距离照射治疗。在外放射治疗中现在主要采用三维适形放疗(3D-CRT)和调强放疗(IMRT)技术。有疗效好、适应证广、并发症少等优点,适用于各期患者。早期患者($T_{1\sim2}N_0M_0$)还可行根治性放射治疗,其局部控制率和10年无病生存率与前列腺癌根治术相似。局部晚期前

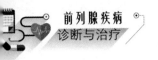

列腺癌($T_{3\sim4}N_0M_0$)治疗原则以辅助性放疗和内分泌治疗为主。转移性癌可行姑息性放疗,以减轻症状、改善生活质量。

1. 外照射放疗

局限于前列腺的肿瘤均可进行外照射放射治疗。PSA 值较高、Gleason 分级较高或肿瘤较大,以及非激素依赖性的肿瘤均可考虑行放疗。

前列腺癌的放疗剂量与分期有关,各文献报告意见较为一致。按分期,A_1(T_{1a})期予 64Gy,A、B($T_{1b,c}$)病灶 66~70 Gy,C 期 70~72 Gy,D_1 期一般是姑息治疗,最小肿瘤剂量 60~65 Gy,可减少并发症的发病率。多数文献报道均为每天 1 次,每次 1.8~2.0 Gy,每周 5 次,每天至少治疗 2 野,也有每天治疗 4 野或治疗全部照射野。

前列腺癌放疗的远期效果令人满意,T_1 和 T_2 期病例放疗的远期结果与根治性前列腺切除术的结果相似。目前大多数学者认为放射治疗 5 年无瘤生存率为 80%~90%,T_{1b}(A_2)、T_{1c} 期病例 10 年生存率为 65%~80%,随肿瘤分期增加,生存率明显下降。

大多数患者对常规外照射放疗有很好的耐受性,约有 60% 的患者可出现 2 级放射性直肠和膀胱泌尿系统症状,一般在放疗开始的第 3 周出现,治疗结束后数天到数周消失。晚期并发症一般很少发生,在治疗后 3 个月以上才会出现,并常伴有放射诱发的血管和相邻组织损伤。轻到中度的(1~2 级)晚期损伤较多,3~4 级损伤较少,但常可导致正常组织器官形态损伤和功能障碍。

外照射放疗的急性胃肠不良反应包括腹泻、腹部痉挛、直肠不适等，偶有直肠出血。急性泌尿系统不良反应多为膀胱尿道炎并常继发感染。慢性不良反应主要有直肠炎、出血性膀胱炎、性功能障碍等。

2. 组织间放疗（近程放疗）

内照射使用的放射源以^{125}碘为主，其他还有^{103}钯、^{192}铱。插植的途径有经膀胱、经耻骨后或经会阴。它适用于临床 A、B 及部分 C 期患者，且肿瘤体积不大，分化较好，没有或只有少数盆腔淋巴结转移的患者。内照射只有轻度不适、手术可在 1～2 小时内完成。治疗后 A、B 期 5 年生存率 ≥ 80%，C 期为 70%。现在人们可以使用放射性强、作用范围局限而全身放疗总量低的放射性核素对肿瘤组织实现大剂量放射治疗。由于放射性胶体^{198}金的最大作用范围为 3 mm，是治疗前列腺癌理想的放射源。放射性^{198}金还能沿着体内管道蔓延扩散，消灭早期扩散的肿瘤细胞，故对伴淋巴管、精囊早期浸润及由此而引起的亚临床早期淋巴结侵犯的肿瘤患者也很适宜。

前列腺癌组织间插植放疗最常见的并发症是直肠溃疡。其发生率与放疗剂量呈正相关。如前列腺中心部位受量超过220～400 Gy。直肠前壁 0～0.7 cm^2 受到剂量超过 200 Gy 或0～15.1 cm^2 剂量超过 100 Gy 时，都有可能发生直肠并发症。

放疗后 2 年直肠溃疡的发病率为 12%，严重者因前列腺-直肠瘘需行直肠切除术。另有 19% 的患者出现泌尿生殖系统并发症，包括尿道坏死、尿失禁、膀胱炎或尿道炎、尿道狭窄或梗阻、血尿等。尿失禁和尿道有部分坏死的病例大多数是以前曾作过

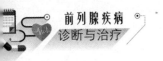

TURP 手术。70 岁以下的患者,85％可保留性功能。

如何选择前列腺癌的放疗

　　放射治疗的选择主要根据 TNM 分期、Gleason 评分、PSA 水平、年龄决定。放疗方式、照射野大小及剂量不同,其不良反应、疗效等也各不相同。前列腺癌常规外放射治疗前医生要确定照射范围、照射剂量及照射技术。适形放疗(3D-CRT)的优点为最大限度地减少对周围正常组织及器官的照射,提高肿瘤局部的照射剂量及靶区的照射总量。提高肿瘤局部控制率,降低并发症。IMRT 是 3D-CRT 技术的新扩展。应用螺旋 CT 薄层扫描,绘出患者靶区和正常组织的几何模型并建立数字重建图,使外照射的剂量达到更高的适形程度。靶区边缘也可达到标准照射剂量。IMRT 可使照射剂量达 81～86.4 Gy,但对直肠及膀胱的不良反应无明显增加。

　　近距离治疗(brachytherapy)包括腔内照射、组织间照射等,是将放射源密封后直接放入被治疗的组织内或放入人体的天然腔内进行照射。前列腺癌近距离治疗包括短暂插植治疗和永久粒子种植治疗。后者也即放射性粒子的组织间种植治疗,较常用,其目的在于通过三维治疗计划系统的准确定位,将放射性粒子植入到前列腺内,提高前列腺的局部剂量,而减少直肠和膀胱的放射剂量。

前列腺癌放疗可能发生哪些并发症

前列腺癌放疗的并发症分为短期并发症和长期并发症。通常将1年内发生的并发症定义为短期并发症,而将1年以后发生的并发症定义为长期并发症。并发症主要涉及尿路、直肠和性功能等方面。放疗引起的不良反应因单次剂量和总剂量、放疗方案和照射体积的不同而异。

外放疗后可能出现泌尿系统并发症如:尿道狭窄、膀胱瘘、出血性膀胱炎、血尿、尿失禁等。胃肠道并发症如:暂时性肠炎、直肠炎引起的腹泻、腹部绞痛、直肠不适和直肠出血、小肠梗阻等。皮肤并发症如:红斑、皮肤干燥和脱屑,主要发生于会阴和臀部的皮肤皱褶处。其他还可能有:耻骨和软组织坏死,下肢、阴囊或阴茎水肿等,放疗后性功能障碍的发生率低于根治性手术患者。

近距离照射治疗短期并发症可能有:尿频、尿急及尿痛等尿路刺激症状,排尿困难和夜尿增多。大便次数增多及里急后重等直肠刺激症状、直肠炎(轻度便血、肠溃疡甚至于前列腺直肠瘘)等。长期并发症以慢性尿潴留、尿道狭窄、尿失禁为常见。

前列腺癌怎样进行介入治疗

肿瘤的介入治疗是选择性地向肿瘤的供养动脉内插管,灌

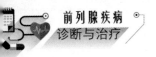

注化疗药物并栓塞肿瘤的供养血管的治疗方法。它不仅可以大大提高肿瘤组织内药物的浓度，还可阻断肿瘤的营养来源，促使肿瘤缺血坏死。具有明显提高化疗作用而不良反应少的优点。介入治疗药物多为 3 种或 4 种化疗药物联合用药，以协同作战，增强疗效。同时，还可采用 B 超引导下直接穿刺肿瘤，注射无水酒精，直接杀死肿瘤。

对于不能外科手术切除的前列腺癌，或对激素疗法不敏感者，均可行介入治疗，以缓解症状、延长生命，提高患者的生活质量。在外科手术前行动脉灌注化疗，可以减少和防止手术后复发，提高肿瘤的手术切除率。通常把导管超选择地插入膀胱下动脉进行灌注化疗，若难以超选择插管，也可置导管在髂内动脉或腹主动脉分叉处进行化疗。臀上和臀下动脉的栓塞或髂内动脉主要分支的同时栓塞，也可取得类同于动脉灌注化疗的效果。常用药物为氟尿嘧啶、顺铂、丝裂霉素 C、阿霉素等。并发症为臀部皮肤溃疡和神经炎，这需要超选择插管或改变导管位置来防止。

前列腺癌的外科手术治疗方法有哪些

前列腺癌手术治疗的方法很多。可根据患者的具体情况适当选择。由于前列腺癌的发病较为隐匿，患者在就诊时往往已是晚期，故手术根治的机会不多。其他手术均为减轻症状、提高生活质量、延长生命的姑息性手术。

1. 睾丸切除术

由于许多治疗前列腺癌的药物(如氟他胺等),在睾丸分泌睾酮的情况下,药物的作用会被抵消。为了最大限度地发挥药物的作用,应该在开始治疗前把睾丸切除掉。

通过切除睾丸来治疗前列腺癌已有很久的历史。切除睾丸后,血清中睾酮的浓度降低,前列腺原发的癌结节常于手术后2~3周缩小,使临床症状得以缓解或消失。如果此时辅以治疗前列腺癌的药物(如氟他胺等)则可最大限度减少体内雄激素水平,起到控制前列腺癌进展的作用。

双侧睾丸切除术的优点是可在局麻下进行,操作简单、对患者损害小,能达到延缓肿瘤发展、延长生命的目的。一些患者认为切除睾丸会影响身体的完整性而拒绝切除睾丸,对此应该区别情况、分别对待,不要勉强患者接受睾丸切除术。对这种患者也可以进行药物去势。

2. 经尿道前列腺电切术

经尿道前列腺切除虽可用于治疗前列腺癌,但它只能是一个姑息性的治疗方法,主要是为了改善患者排尿困难的症状,以提高生活质量。特别是 B 期以上的前列腺癌、合并有排尿困难的患者,可以采用经尿道切除来进行治疗。术后3~4周应进行放射治疗,以免肿瘤扩散。

对直肠指检不清、B超、CT、MRI 未显示出病灶或显示出可疑病灶而穿刺活检无法确定是癌的患者,亦可行经尿道切除手术。既可以作为诊断的手段,也可以作为治疗的手段。对细胞分化好的,可以仅作经尿道切除手术;若分化中等或差,则需加

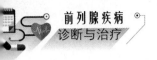
内分泌治疗。

3. 根治性前列腺癌切除术

根治性前列腺切除术是治疗局限性前列腺癌最有效的方法,医生会根据肿瘤的临床分期、预期寿命和健康状况来判断患者是否适合接受根治术。尽管手术没有硬性的年龄界限,但70岁以后随着年龄的增长,手术并发症及死亡率将会增加。

什么情况下可行根治性前列腺癌切除术

医生通常在以下情况选择这种手术方法:

1. 临床分期:适应于局限前列腺癌,临床分期 $T_1 \sim T_{2c}$ 的患者。对于临床 T_3 期(T_{3c})的前列腺癌尚有争议,有主张新辅助治疗后行根治术,可降低切缘阳性率。

2. 预期寿命:预期寿命 $\geqslant 10$ 年者则可选择根治术。

3. 健康状况:前列腺癌患者多为高龄男性,手术并发症的发生率与身体状况密切相关。因此,只有身体状况良好,没有严重的心肺疾病的患者适应根治术。

4. PSA 或 Gleason 评分高危患者的处理:对于 PSA $>$ 20 或 Gleason 评分 $>$ 8 的局限性前列腺癌患者符合上述分期和预期寿命条件的,根治术后可给予其他辅助治疗。

以下情况则不可做根治手术:

1. 患有显著增加手术危险性的疾病,如严重的心血管疾病、肺功能不良等。

2. 患有严重出血倾向或血液凝固性疾病。

3. 已有淋巴结转移(术前通过影像学或淋巴活检诊断)或骨转移。

4. 预期寿命不足 10 年。

根治性前列腺癌切除术有哪几种方法

根治性前列腺癌切除术有 3 种主要术式,即最常用的经耻骨后根治性前列腺癌切除术、腹腔镜前列腺癌根治术以及目前很少用的经会阴根治性前列腺癌切除术。

耻骨后前列腺癌根治术手术范围包括:

1. 手术切除范围包括完整的前列腺、双侧精囊和双侧输精管壶腹段、膀胱颈部。

2. 改良式盆腔淋巴结切除术:下腹正中切口,整块切除髂动脉、髂静脉前面、后面及血管之间的纤维脂肪组织,下至腹股沟管,后至闭孔神经后方。可疑淋巴结转移者可进行冰冻切片病理学检查。

腹腔镜下的前列腺癌根治术近年来得到广泛应用,其手术切除步骤和范围与开放手术相同,疗效与开放手术类似,优点是损伤小、术野及解剖结构清晰,术中和术后并发症少,缺点是技术操作比较复杂。目前,机器人辅助的腹腔镜下前列腺癌根治术已在国内很多医院开展。

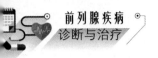

根治性前列腺切除术有哪些并发症

根治性前列腺切除术是一种死亡率低（0～1.7％）、患者可耐受的手术。术中并发症少，主要并发症有术中严重出血、直肠损伤、术后阴茎勃起功能障碍、尿失禁、膀胱尿道吻合口狭窄、尿道狭窄、深部静脉血栓、淋巴囊肿、尿瘘、肺栓塞。腹腔镜前列腺癌根治术还可能出现切口种植转移、转行开腹手术、气体栓塞、高碳酸血症、继发出血等并发症。

1. 尿失禁，是根治性前列腺切除术后对患者影响最大、患者最恐惧的并发症，但这种机会极少发生。只要在术中防止损伤盆底肌肉并重建膀胱颈部，以恢复控制排尿的结构及功能，就能保留控制排尿的能力。如手术操作细致准确，尿道外括约肌的功能术后均能恢复。

2. 膀胱颈部狭窄，大约有3％～12％的患者术后可能发生膀胱颈口狭窄。多与吻合口黏膜对合不良或膀胱颈部重建时缝合过紧有关。患者常诉排尿滴沥，但难以与充盈性尿失禁相鉴别。对膀胱颈口狭窄，可行尿道扩张，一般1～2次即可收到满意效果。如果扩张失败，可行膀胱颈口的冷刀内切开。

3. 吻合口破裂，膀胱尿道吻合口破裂是非常严重的并发症，可能导致术后永久性尿失禁。为了避免发生吻合口破裂，术中放置导尿管前应仔细检查导尿管的气囊和活瓣是否正常。术后导尿管应牢靠地固定于大腿内侧，每天检查导尿管固定情况。

如导尿管过早滑脱,应尽量争取重新插入一小口径导尿管,或通过膀胱镜在直视下将导尿管插入膀胱。

4. 勃起功能障碍,绝大部分患者发生勃起功能障碍主要与前列腺包膜已发生浸润、精囊受侵犯或手术中只保留单侧神经血管束有关。然而,现在许多患者术后都能保存正常性功能。与术后性功能恢复有关的三个因素是患者的年龄、肿瘤的临床和病理分期分级以及手术操作(即术中神经血管束是否保留或切除)。

前列腺癌根治术后发现切缘阳性怎么办

前列腺癌根治术后病理检查可能会发现手术未将肿瘤切除彻底、在切缘还存在肿瘤组织。此时,医生会建议患者行前列腺癌的辅助内分泌治疗(Adjuvant Hormonal Therapy, AHT),目的是治疗切缘的残余病灶、残余的阳性淋巴结、微小转移病灶,提高长期存活率。

其方式包括:①最大限度雄激素全阻断(MAB);②药物去势;③抗雄激素(anti-androgens):包括甾体类和非甾体类;④手术去势。多数医生主张术后得到病理诊断后即可开始治疗,AHT治疗能延缓疾病进展时间,但能否提高患者的生存率尚无一致结论。治疗时机及时限的选择应综合考虑患者的病理分期、治疗不良反应和费用等,目前尚无定论。

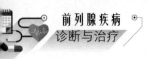

根治性前列腺切除术需做哪些术前准备

术前常规应对前列腺癌患者进行全身和直肠指检等检查和评估,以了解患者各重要脏器功能情况及肿瘤分期、病灶的大小、范围、有无转移等。通常特殊检查项目有血清 PSA、fPSA、骨盆及脊柱摄片、放射性核素骨扫描、经直肠 B 超检查、CT 及 MRI 检查等。

行前列腺穿刺活检的患者,应在术后 4 周再安排根治性手术,而 TURP 术后患者则应等待 12 周,使局部炎症吸收,血肿消散,前列腺与周围组织之间解剖关系清晰可辨,然后才能行第二次手术,这将有助于术中寻找并保护神经血管束及防止术中直肠损伤。

术前应停服阿司匹林等非固醇类抗炎药物,因此类药物会干扰血小板功能,影响患者的凝血机制。

手术前一天全身应用抗生素以预防感染。

根治性前列腺癌切除术后要注意什么

根治性前列腺切除术后,患者通常恢复顺利,应鼓励患者早期活动,术后 2～3 天内需静脉补液维持患者体内所需营养。闭式负压引流管会保留 5 天左右,引流液很少后才可拔除。Foley

导尿管通常需放置14天才能拔除,在拔管的前一天晚开始口服抗生素以防止感染扩散。

术后要定期随访。第一次随访主要告诉医生有无相关的并发症,如有无尿失禁、肠道症状以及性功能状态等。最重要的是术后PSA的监测,成功的根治性前列腺切除术四周后PSA应该为0。PSA持续升高说明体内有残留的前列腺癌病灶。在根治性前列腺切除术后,连续两次血清PSA水平超过0.2 ng/ml提示前列腺癌生化复发。与高分化、局限在包膜内或手术标本内的前列腺癌患者相比,对于低分化、局部进展的肿瘤或手术切缘阳性的患者应该随访更加严密。

根治性前列腺切除术后发生尿失禁如何治疗

尿失禁是前列腺癌根治术后常见的并发症,发生率为0.3%～65.6%。严重影响患者的生活质量及心理健康。一旦发生尿失禁,无论在生理还是心理方面都给患者造成极大的痛苦。

盆底肌锻炼联合膀胱行为训练治疗是一种简单易行和有效的治疗尿失禁的基本方法,可作为前列腺癌根治术后轻中度尿失禁初次治疗的首选方法。盆底肌锻炼可使盆底神经改变(如有效运动单位和兴奋频率增加),肌肉收缩力量和张力加强,为膀胱、尿道提供结构支撑,同时增强尿道括约肌的力量。而膀胱行为训练治疗通过训练患者逐渐延长排尿间隔,提高膀胱的顺应性。盆底肌锻炼、膀胱行为训练治疗两者结合具有协同

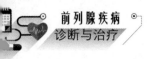

作用。

因疗程时间较长,治疗过程中易受各种因素的影响,且前列腺癌根治术后尿失禁患者往往年龄偏大,术后发生尿失禁使患者对治疗缺乏信心。患者也会因为不能控制排尿而需要家人的照顾而感到自责,因此给予良好的心理照顾,鼓励支持患者,有计划、有步骤地定期指导随访患者提高患者的依从性显得非常重要。

什么是保留性神经的根治性前列腺切除术

以往前列腺癌根治术后 90% 以上的患者会发生勃起功能障碍,主要是由于手术损伤了支配阴茎海绵体勃起的盆腔神经丛。只要术中保留支配阴茎海绵体灌注勃起功能的自主神经,就能大大减少术后勃起功能障碍的发生率。许多术前阴茎勃起良好、性生活正常的患者,术后一年大部分恢复了正常的性能力。而且,随着术后恢复期延长,还会有更多的患者恢复阴茎勃起的能力。

根治性前列腺切除术后发生勃起功能障碍如何治疗

选择合适的手术方法和手术中有目的地保护阴茎海绵体神

经是避免术后发生勃起功能障碍(ED)的关键,术后有效措施的跟进是预防 ED 的保证。术后药物应用主要基于早期的性刺激和阴茎血流的增加,以促进自发勃起功能的恢复。PDE5 抑制剂西地那非可以阻止 ED 的发生,每晚服用小剂量西地那非可以促进勃起功能的自发性回归。开始口服西地那非的时间是在术后第 4 周,每晚口服 50 mg 或 100 mg,共 36 周。术后 48 周后测定勃起功能,并进行问卷评分,27％的患者有效。也有研究者认为,前列腺癌根治术后早期,即手术后最初 1 个月或导尿管拔除当天应用前列腺素 E 作海绵体内注射,同时口服西地那非,可促进阴茎勃起功能尽早恢复。

根治性前列腺切除术有哪些辅助治疗

多年来,激素治疗一直被作为根治性前列腺切除术术前及术后的辅助治疗。有些学者认为,对肿瘤扩散已超出前列腺范围的患者可先用激素治疗降低肿瘤的病理等级,然后再行根治性手术的效果较好。还有的人认为,对术中发现盆腔淋巴结有转移的患者进行术后激素辅助治疗可以降低死亡率。但大多数学者认为,前列腺癌患者手术后接受激素治疗虽可推迟肿瘤复发的时间,但不能改变患者的生存状况及远期生存率,仅可缓解症状,而不能达到根治性治疗的目的。其原因是前列腺癌往往是前列腺内多中心起源,部分肿瘤细胞对激素敏感,其余细胞则有抗激素作用。接受激素疗法的患者最终往往死于激素不敏感

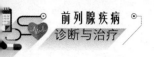
细胞的增殖扩散。除非发现能抑制前列腺中激素不敏感细胞的治疗方法,否则激素治疗的疗效是不可能完全的。

放射治疗也一直被用作根治性手术前后的辅助治疗手段。但辅助放疗虽可减少肿瘤局部复发,对远处转移的发生率并无影响。由于前列腺癌穿透包膜后如侵犯精囊,可能在术后已发生了远处播散,患者术后往往死于肿瘤的远处转移。此外,这类患者放疗后尿失禁、勃起功能障碍、放射性直肠炎等并发症明显增多。因此,对超出前列腺范围的转移病灶,以局部放疗作手术后辅助疗法,已无明显价值。

什么是激素非依赖性前列腺癌

激素非依赖前列腺癌是指经过持续内分泌治疗后病变复发、进展的前列腺癌。大多数患者起初都对内分泌治疗有效,但经过约14～30个月后,几乎所有患者都逐渐发展变为药物治疗无效,这就称为激素非依赖前列腺癌。在激素非依赖性发生的早期,有些患者对二线内分泌治疗仍有效,称雄激素非依赖性前列腺癌(Androgen-Independent Prostate Cancer, AIPC)。而对二线内分泌治疗无效或二线内分泌治疗过程中病变继续发展为激素难治性前列腺癌(Hormone-Refractory Prostate Cancer, HRPC)。

一般而言,AIPC系指在第一线激素治疗以后病变又发生进展。第一线治疗包括睾丸切除;LHRH类似物治疗;最大程度雄激素阻断治疗(Maximal Androgen Blockade, MAB)，如睾丸切除或 LHRH 类似物治疗同时加用氟他胺以阻断来自肾上腺的雄激素，雌激素治疗或雄激素阻断治疗同时加用了单一药物的化疗等。

雄激素非依赖性前列腺癌是怎样发生的

为什么前列腺癌会由雄激素依赖发展至雄激素抵抗呢？目前有关其发生机制的学说主要可归纳如下。

前列腺癌系一异质性肿瘤，在肿瘤细胞培养株及动物模型中可以了解到这种异质性的生物学特征。在 Dunning 鼠模型中，移植的前列腺癌内含有雄激素依赖及雄激素不依赖两类细胞。去势后，雄激素依赖的癌细胞死亡，而雄激素不依赖的癌细胞却生长起来，最后又形成一个可触及的肿瘤。因此，雄激素阻断给雄激素不依赖的前列腺癌细胞提供了生长发展的条件。这种情况在人前列腺癌细胞株 LNCAP 中也得到证实。说明对晚期前列腺癌采用雄激素阻断治疗，终将使不依赖雄激素的癌细胞生长。

在激素抵抗性前列腺癌的病理发生机制中，雄激素受体基因突变起着十分重要的作用。雄激素受体基因突变必将引起其表型的改变，即雄激素受体表达的改变，使受体对雄激素敏感性改变。一些学者已经证实了激素抵抗性前列腺癌雄激素受体基因突变的现象。从功能上分析，发生突变的雄激素受体易受雌

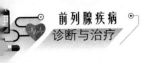
激素及孕酮的刺激,而这是与野生型雄激素受体完全不同的。说明阻断了雄激素以后,给带有突变受体的癌细胞提供了生长的条件。

激素抵抗性癌发生的机制与凋亡失调有关。在正常情况下,去势将启动正常前列腺腺上皮及雄激素依赖性前列腺癌细胞的凋亡过程,但对激素抵抗性前列腺癌细胞则不起作用。*bcl-2* 原癌基因是目前最受关注的与细胞凋亡关系密切的基因之一。通过转基因动物和基因转染实验研究发现,转位基因对细胞凋亡具有明显的抑制作用,它除了延缓细胞的程序性死亡外,还能明显地阻止和减弱各种刺激引起的细胞杀伤作用。研究发现,随着前列腺癌从局部癌进展到激素抵抗性癌,*bcl-2* 的表达率明显升高。在局限性癌中,其表达率为 7%,发展至转移的雄激素依赖性癌时,其表达率为 17%。当进展至激素抵抗性癌时,*bcl-2* 表达率已上升至 67%。*bcl-2* 抗凋亡的机制与其在肿瘤细胞有丝分裂时调整微管的完整性的作用有关。化疗药物如紫杉醇和长春碱,能导致 *bcl-2* 磷酸化而失活,从而抑制肿瘤细胞微管功能,最终引起细胞凋亡。事实上,最有效的治疗激素抵抗性前列腺癌的化疗药物就是通过这一途径发挥作用的。

怎样评估雄激素非依赖性前列腺癌的进展

前列腺癌经雄激素阻断治疗后,如何才能确定病变又发生进展呢? 可供参考的客观标准如下:

1. 经直肠指诊,原发病灶二维直径之乘积增长>50%;或经超声扫描,原发灶体积增长>25%。

2. 骨扫描时出现新的病灶,且在随诊扫描中持续存在,或在以后的X线片上显出,或经活检证实。

3. 经X线显示原已存在的转移性溶骨性病灶两维直径之乘积增大了25%或更多,或在X线片上出现了新病灶。

4. 出现新的可触及的淋巴转移灶,或由超声检查或CT扫描确定,可能时经组织活检或细胞学证实。

怎样治疗雄激素非依赖性前列腺癌

对雄激素非依赖性前列腺癌的治疗包括:

1. 激素治疗

前列腺癌雄激素阻断治疗后,如病变进展,病情恶化,应确定肿瘤是否处于对激素治疗完全抵抗的情况。因此,在开始采用化疗或其他治疗之前,激素治疗及其调整仍然具有相当重要的地位。

(1)测定血清睾酮水平并维持雄激素抑制。前列腺癌患者在最初治疗时若仅采用一种阻断雄激素的治疗,如睾丸切除、非类固醇抗雄激素药物、小剂量雌激素、5α-还原酶抑制剂等,其血清睾酮并不一定能维持在去势水平。临床上给被认为已经产生激素抵抗的前列腺癌患者以外源性雄激素,常将使患者病情急剧恶化,导致疼痛加剧,神经压迫症状加重,尿路梗阻甚至凝血

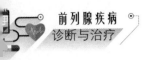

机制改变。对维持雄激素阻断治疗是否能影响对激素抵抗性前列腺癌患者存活时间尚无定论,但多数学者认为应该维持雄激素阻断治疗。

(2) 停止抗雄激素治疗。常用的最大程度雄激素阻断治疗方案是在前列腺癌患者睾丸切除后或使用 LHRH 达到药物去势的同时应用氟他胺治疗。长期服用氟他胺的患者中,常出现病情恶化,随访发现血清 PSA 升高。停用氟他胺后,血清 PSA 又下降,有时还伴有肿瘤的缩小,即氟他胺撤退综合征。停用氟他胺后,患者的病情可稳定 3.5～5 个月,有的甚至超过 2 年。

(3) 二线激素治疗。①比卡鲁胺,在雄激素依赖性患者中,每日 200 mg 能更有效地使血 PSA 降至正常。对于激素抵抗性前列腺癌患者,每日服用 150～200 mg,能使约 1/4 的患者血 PSA 下降,疼痛症状明显改善,对于这一剂量患者多能耐受。最常见的不良反应是出现潮热。②甲地孕酮,为类固醇抗雄激素药,小剂量甲地孕酮(20 mg, 2 次/日)可使 70% 的患者在接受第一线雄激素阻断治疗时减少药物潮热的不良反应。服用剂量较大时(每日 160～320 mg)可增加晚期患者的食欲。因此,仍不失为晚期前列腺癌患者的辅助治疗药物。它对激素抵抗性前列腺癌的治疗效果不理想,PSA 下降率仅为 12%～14%,且有血栓性静脉炎和水潴留等不良反应。因此,甲地孕酮作为第二线激素治疗药,并非最佳选择。③肾上腺雄激素合成抑制剂,血液中的睾酮约 10% 来自肾上腺,在雄激素抵抗性前列腺癌患者中,行双侧肾上腺切除,或用药物抑制肾上腺雄激素的合成,可使血清睾酮水平进一步下降。氨基导眠能(氨鲁米特)、酮康唑和皮质激素就是通过这一机制发挥治疗作用的。④氨基导眠能,能抑制胆固醇转变为妊烯醇酮,使全部有激素活性的类固醇合成均减少。应用氨基导眠能和皮质激素治疗,可使血 PSA 明显下降,可能系两者的协同作用所致。在氨基导眠能与皮质激素的联合应用中,皮质激素的主要作用是补偿氨基导眠能所致的肾上腺皮质功能不足。其不良反应有头晕、嗜睡、皮疹、直立性低血压以及共济失调等。⑤酮康唑,多年来,酮康唑抑制睾丸及肾上腺雄激素合成的作用已受到重视。酮康唑抑制胆固醇侧链分裂及 35 羟类固醇脱氢酶和 11-卜羟化酶,因而能强力抑制肾上腺皮质及性腺的类固醇合成。酮康唑的常用剂量为 400 mg,3 次/日,用小剂量酮康唑时,不一定要补充皮质激素,只有在出现肾上腺功能不全时才须补充,但这种情况并不多见。

2. 化疗

总的来说,对激素抵抗性前列腺癌,目前尚无非常有效的化疗药物。由于年龄及肿瘤等原因,激素抵抗性前列腺癌患者的肾功能多不好。另外,目前评价化疗药物疗效尚缺乏统一的标准。对通常的化学药物治疗来说,一个实质性肿瘤治疗后有部分反应的标准是肿瘤两个最大直径之乘积减少 50%,但这一标准对前列腺癌则不甚适用,因为激素抵抗性前列腺癌最常转移至骨,呈弥散性成骨性改变,很难用目前的方法可靠地测量其体积。而有软组织或淋巴结转移灶、可供连续测量其体积改变者,多同时伴有骨转移。如果选择只有软组织和(或)淋巴转移的患者来评估化疗的效果,则并不能反映化疗的整体疗效,而且只有软组织和(或)淋巴结转移而无骨转移者仅占激素抵抗性前列腺

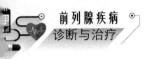
癌中的一小部分,这些患者前列腺癌的生物学特征与只有骨转移者可能不完全相同。

前列腺癌的转移癌应该怎样处理

前列腺癌转移后会出现一系列的问题,有些需要及时处理。这些问题主要有:

1. 输尿管梗阻

前列腺癌转移引起的输尿管梗阻是常见的并发症之一。其中 80% 为肿瘤压迫和(或)浸润输尿管膀胱开口处,少数为肿瘤直接侵犯输尿管下 1/3 以及肿大淋巴结压迫输尿管。肿瘤侵及膀胱三角区并使之抬高时,也可引起输尿管梗阻。偶尔也有转移至输尿管管腔内的前列腺癌组织坏死脱落造成阻塞。2/3 的前列腺癌转移压迫输尿管患者有双侧肾积水,但是输尿管梗阻往往是十分隐匿,呈渐进性发展的,患者在数月内无明显的症状和体征,直至出现严重肾衰竭时才被发现。因此,对晚期前列腺癌患者需定期检测肾功能、行肾脏 B 超、CT、MRI 以及肾图等检查,根据肾积水程度和肾皮质厚度判断肾功能的情况,以便早期发现输尿管的梗阻病变。

前列腺癌合并输尿管梗阻的处理原则包括:治疗前要解除膀胱颈梗阻引起的肾衰竭。未接受过治疗的前列腺癌首选内分泌治疗。对于一侧输尿管梗阻,可采取保守治疗并监测对侧输尿管梗阻情况。对晚期前列腺癌患者,双侧输尿管梗阻伴有尿毒症、全身情况差者,可通过放射性核素肾图检查确定功能较好的一侧肾脏,选择经皮肾穿刺造瘘术、经皮或经膀胱输尿管内支架术等微创手术或行开放手术治疗(包括输尿管膀胱再植术、肾造瘘术、回肠膀胱术以及输尿管腹壁造口术等),以缓解肾积水。多数患者的肾功能可得到一定的改善,患者的生活质量得到改善。对梗阻部位在输尿管膀胱交界处者,多采用输尿管膀胱再植术。

对于激素抵抗的前列腺癌引起的双侧输尿管梗阻,应尽早采取治疗措施,同时应视患者的年龄、全身情况和预计生存时间选择治疗方法。全身情况差的患者可以选择微创手术,引流改善肾功能,延长生存时间;全身情况尚好,预计生存时间一年以上,可以采取微创手术加局部放疗,或传统的外科手术方法治疗加局部放疗。

放射治疗对前列腺癌引起的输尿管梗阻的疗效较差。

2. 脊髓压迫

脊髓压迫是前列腺癌骨转移的严重并发症,发生率为1%～10%,在导致脊髓压迫的男性转移性肿瘤中,前列腺癌居第二位,它的发生与原发癌的分期、分级直接相关。所以早期诊断和早期治疗对于拯救神经功能非常重要。

前列腺转移癌压迫脊髓的病灶大多位于硬膜外,极少数在硬膜内。由于硬膜外腔内没有淋巴管,肿瘤通过血行转移至此。脊柱静脉系统容量较大,有利于肿瘤细胞种植和生长。

前列腺转移癌常浸润椎体,引起椎体的压缩性骨折,压迫脊髓的神经根而产生一系列临床症状。首发症状是伸展腰部时后

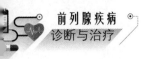

脊部有明显疼痛,以后逐渐出现下肢放射性疼痛,局限性的触痛,进行性运动障碍,包括膀胱逼尿肌、尿道括约肌及肛门括约肌功能障碍。括约肌功能障碍是预后不佳的标志。疾病最后发展为截瘫。90%的患者能在 X 线摄片中发现异常。CT、骨扫描及 MRI 对于确定病变的程度和范围亦很有帮助。

前列腺癌引起的脊髓压迫一旦确诊,应迅速治疗,治疗得当能迅速控制疾病的发展。可先给予 10 mg 地塞米松静脉注射,再每日 6 mg 口服维持 4 个月,然后根据具体情况选择内分泌治疗、椎板切除术或外放疗。脊柱转移的前列腺癌患者在双侧睾丸切除术后初期,症状改善快且显著,神经功能可在 48 小时内恢复;静脉点滴乙烯雌酚治疗能起到同样的效果,亦可口服酮康唑 400 mg,每 8 小时一次。对急性完全性脊髓压迫者,应明确病变的位置及程度,并采用椎板减压术。对于有可能将要发生脊髓压迫的椎体转移患者可作放疗,以控制病灶的发展。对放疗或内分泌治疗不敏感的患者可采取椎板切除术。由于有 15%的患者可能会复发,故治疗后仍需进行长期监测。放射治疗的效果与手术治疗相等,甚至还优于手术治疗,通常用量为 20～40 Gy。但脊髓对照射耐受度较低,限制了放疗的应用。

3. 直肠梗阻

晚期前列腺癌会类似原发直肠癌那样引起直肠梗阻。直肠梗阻可由肿大淋巴结或直肠膀胱尿道疾病引起,其临床表现为腹泻、血便、便秘以及里急后重等,泌尿系统的表现常被忽视。直肠指诊可发现直肠前壁有质地较硬的肿块;通过直肠镜检查可明确病变的部位。临床出现肠道症状而缺乏泌尿系统表现的患者往往会被延误诊断,因此对有上述症状的患者都应高度怀疑前列腺癌直肠浸润。应用 PSA 的测定可提高诊断的准确率,90%以上的患者 PSA 升高;排泄性尿路造影有异常表现;膀胱镜检查可发现膀胱三角区变形;CT 检查有助于鉴别直肠梗阻的原发部位。病变的病理诊断很重要。对有前列腺癌病史的直肠梗阻患者,应尽快明确梗阻的病因,确定治疗方案。前列腺癌浸润直肠者应行内分泌治疗。

治疗的效果取决于梗阻的程度以及原发灶对雄激素的依赖性。梗阻严重者需行乙状结肠造瘘术;对雄激素依赖者用去雄激素治疗可显著改善症状;局限性、无远处转移的患者可行根治术。但总的来说,前列腺癌直肠梗阻的患者预后很差,平均生存期常少于 1 年。前列腺癌浸润直肠的患者如果要做 TURP 解除尿道梗阻,必须控制电切的深度,防止尿道直肠瘘。

前列腺癌骨转移该怎么办

晚期前列腺癌常发生骨转移,引起骨痛,所以对于有骨转移的前列腺癌的治疗目的主要是缓解骨痛、预防和降低骨相关事件(Skeletal Related Events, SREs)的发生,提高生活质量,提高生存率。

1. 药物治疗
唑来磷酸是第三代双磷酸盐,具有持续缓解骨痛、降低骨相关事件的发生率、延缓骨并发症发生的时间的作用,是目前治疗

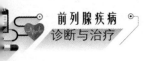

和预防激素非依赖前列腺癌骨转移的首选方法。

2. 放射治疗 体外放射治疗可改善局部和弥漫性骨痛。最常见的不良反应为骨髓抑制。

3. 镇痛药物治疗 世界卫生组织(WHO)已经制定了疼痛治疗指南,也适用于前列腺癌骨转移患者。

晚期前列腺癌的疼痛应该怎样治疗

疼痛是癌症患者一个主要的、常见的并发症,也是医生在诊断、治疗过程中一个非常棘手的问题。

在疼痛治疗前,最关键的是要对疼痛作出详尽而全面的评估。包括病史、疼痛的程度、性质、部位及分布范围,是持续性的还是间歇性的,以及疼痛加剧或缓解的有关因素,身体及心理状况和其他伴随症状,如运动无力、感觉障碍、活动能力及脏器功能失调等。治疗开始后,如疼痛性质有改变或出现新的疼痛时应及时重新评估,并修订治疗计划,保持癌痛评估的连续性。

癌症疼痛治疗的首选方法是药物治疗,药物治疗如果应用正确(恰当的药物、适当的剂量、适时的间隔和最佳的用药途径),则绝大部分患者的癌痛能够得到控制。止痛药物主要分为三大类:①非阿片类药物:适用于轻至中度疼痛,代表药物有阿司匹林、对乙酰氨基酚(扑热息痛)、吲哚美辛等。②阿片类药物:分弱、强两种,分别用于缓解中度至重度疼痛,代表药物除吗啡外,还有可待因、哌替啶、美沙酮等。③辅助性药物:包括对特殊类型疼痛有效的抗抑郁剂、抗焦虑剂、抗惊厥剂和皮质类固醇等其他药物，代表药物有卡马西平、多塞平、地西泮(安定)、地塞米松等。治疗时应根据疼痛程度及性质来选择止痛剂，由于患者可主诉多种类型的疼痛，因此临床上常联合应用这三类药物，以使疼痛获得满意的缓解。

85％～95％的癌症患者通过使用止痛药物可以使疼痛得到控制和缓解。如药物不能控制时，可使用创伤性治疗手段，但也可以结合应用其他方法帮助患者改善疼痛症状。这些方法包括放疗和化疗、心理学方法、麻醉和神经外科手术。当晚期前列腺癌骨转移时，癌肿可压迫或浸润神经而引起疼痛。70％～85％的患者可通过放疗使疼痛症状缓解。

怎样预防前列腺癌的发生

我国前列腺癌的患病率虽低于外国，但随着我国人口的老龄化及人民生活水平的提高，前列腺癌的发病率有增长的趋势。我国居民对前列腺癌的预防应采取以饮食和行为干预为主的综合性措施。

资料表明，维生素 A 和胡萝卜素可预防前列腺癌的发生。维生素 A 的类似物，特别是在番茄中的番茄红素，可降低前列腺癌的危险。增加番茄红素的摄入能降低10％～20％的前列腺癌的危险。

维生素 D 可抑制人类前列腺癌细胞的侵袭性，它对正常前列腺组织的生长和分化均起着重要作用。提高血液中维生素 D 的代

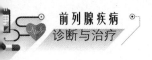

谢物可大大降低前列腺癌的危险性,尤其对老年人作用更明显。

另外,补充维生素 C 和维生素 B₆ 也很重要。维生素 C 是最典型的抗氧化剂,能抑制前列腺癌细胞的分化和生长,维生素 B₆及维生素 B₁₂ 也可降低前列腺癌发生的危险性。维生素 E 也是一种重要的抗氧化物,可降低前列腺癌的危险。而大量资料还表明上述维生素之间有协同作用,如维生素 D 和维生素 A 在功能上相互作用,比之单独作用对前列腺癌的治疗更为有效。

流行病学、分子及临床证据说明硒和维生素 E(400 IU/d)能降低前列腺癌的危险。

吸烟男性血液中维生素 E 的水平降低,患前列腺癌的危险增加。α 生育酚(植物油、种子、谷类、坚果仁和其他食物中最常见的维生素 E 形式)是一种重要的抗氧化物,可降低患前列腺癌的危险。

选择性雌激素受体调节剂(Selective Oestrogen Receptors Modulators, SERMs)(如:托瑞米芬)也有效。

每周服用 5 次十字花科蔬菜(如西蓝花、菜花等)能降低发生前列腺癌的危险,但没有明确的统计该服用多少量。鱼与前列腺癌有相反的关系,这可归因于 ω-3 脂肪酸的保护作用。脂肪、红色肉类、奶制品与前列腺癌没有明确的关系。

5α 还原酶抑制剂能预防前列腺癌的发生吗

5α 还原酶抑制剂可阻断睾酮向双氢睾酮的转化。双氢睾酮能促使前列腺增生,引起良性前列腺增生甚至前列腺癌,所以 5α 还原酶抑制剂是治疗和预防这些前列腺疾病的合理选择。非那雄胺是 5α 还原酶抑制剂的代表性药物,研究发现,非那雄胺使前列腺癌的发生率降低 25%。但非那雄胺是否能用作前列腺癌的预防药物仍需要进一步研究。

前列腺癌手术治疗方面的新进展

前列腺根治术是早期、局灶性前列腺癌的主要治疗手段,包括开放手术、腹腔镜手术及机器人辅助腹腔镜手术等,均取得了良好的疗效。通过不断地改进技术和器械,LRP 手术逐渐得到了完善和公认。2000 年 5 月,Binder 做了第一例机器人辅助的 LRP,随后美国底特律 Vattikuti 研究所完善地建立了机器人 LRP 技术。他们从 2001 至 2004 年共做了 1 100 多例机器人辅助的 LRP。2006 年,在美国行前列腺癌根治术的患者达到 31 500 例,其中 35% 的患者接受了传统腹腔镜或机器人手术,并取得了良好的疗效。虽然与开放性前列腺癌根治术相比,腹腔镜手术及机器人辅助腹腔镜手术已经大大减轻了患者的创伤,但 2007 年 Clayman 等首次报道了经阴道单通道肾切除后,追求无瘢痕和更加微创化的 NOTES(Natural Orifile Transluminal Endoscopic Surgery)手术渐为医学界尤其是泌尿外科医生所关注。单切口腹腔镜(Laparoendoscopic single-site, LESS)手术因为其更加微创化的特点,正受到医学界的广泛关注。并已在临

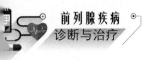
床上取得了较好的效果。2008年,Kaouk等首次报道了经脐单切口腹腔镜前列腺癌根治术,更是将LESS技术应用到复杂的重建性手术并取得了成功。

机器人辅助性LRP有着经典LRP不可比拟的设备技术优势,其疗效目前看来也是明显优于经典LRP和开放性RRP。尽管费用的昂贵限制了它的广泛应用,但我们完全有信心预测,机器人手术将为新外科时代带来最为精彩的表演。

前列腺癌放疗方面的新进展

前列腺癌图像引导放疗(Image Guided Radio Therapy,IGRT),是借助于图像引导来提高肿瘤的照射精度。治疗前采集CT图像,利用骨性标记进行位置验证,确保放疗的精度。在治疗开始前行MVCT扫描,从三维方向修正摆位误差;在此基础上与计划CT剂量曲线分布对比,进行剂量验证,进而实现了剂量引导下的放疗。Madsen等总结了40例前列腺癌Tomotherapy的治疗结果及急、慢性毒副作用,随访期21~60月,结果显示1~2级胃肠道和泌尿系急性毒副作用为8.5%和39%,仅1例3级胃肠道毒副作用;1~2级胃肠道和泌尿系慢性毒副作用为45%和37%,没有3级以上的毒副作用。Tomo therapy是采用360°旋转照射概念,并没有增加正常组织的受照剂量。